「短眠」は最強のビジネススキル

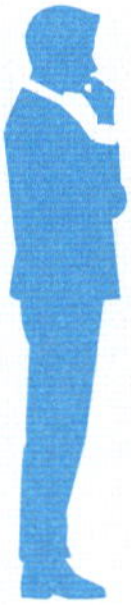

できる人は超短眠!

1日45分～3時間睡眠で
思考力とパフォーマンスが高まる

フォレスト出版

6年間1日45分以下睡眠を続ける
短眠メソッド「Nature sleep」開発者
堀 大輔

まえがき

なぜ私は1日45分以下睡眠なのに、毎日楽しく仕事をしているのか？

私は6年間1日45分以下しか睡眠をとっていません。

今となっては、45分睡眠で活動することは、空気を吸うように自然なこととなっており、もう、もともとの睡眠時間で生活したいとは思いません。

きっと「信じられない！」と思っている読者がほとんどでしょうが、本当のことです。もし、密着取材をしたいという奇特なテレビ局があるならばお気軽にお声がけください。すべてをさらけ出す準備はいつでもできています。

もちろん、45分しか寝ないからといって、つねに眠気に襲われているとか、思考力が鈍るとか、健康を損なっているわけではありません。むしろ、活力がみなぎり、集中力も増し、ストレスも解消され、健康状態も良好です。何よりも1日23時間以上も時間が使えるので仕事も遊びも目一杯できます。

なぜ私はショートスリーパーになれたのか

とはいえ、私は18歳のころから独自に睡眠の研究をしていたものの25歳で独立する前、サラリーマンとして過ごしていたときまでは、睡眠時間は普通の人と同じ、いやそれ以上で、1日8時間ほど寝ていました。

朝は目覚まし時計のスヌーズ機能との格闘からはじまり、遅刻ギリギリにタイムカードに打刻、残業が終わったらまっすぐ帰宅し、あとはシャワーを浴びて眠るだけ。そしてまた、同じように翌朝起きて……という繰り返しの典型的な会社人間でした。

仕事以外の時間を充実させたいけれど、そのためにはあまりにも時間が足りなすぎる――。そこで、同じような悩みを持った友人と2人で相談したところ、睡眠時間を削って活動したら充実した生活をおくれるのではないか、というあまりにも短絡的な結論に至りました。客観的に見ればバカげていますが、友人同士特有のノリもあり、とりあえず実行することにしました。

まずはお互いに日記をつけ、睡眠時間を観察することから開始しました。
友人の睡眠時間と私の睡眠時間は、開始時点で3時間も差がありました。私は平均して8時間だったのですが、友人は5時間でした。ところが、日中に眠気を訴えた回数は私のほうが多かったのです。

また、2人の日記を観察していると、睡眠時間が長いからといって、日中の活動時に体力や集中力が高まっているわけではないことに気づきました。むしろ、友人にかぎっていえば、睡眠時間が短いほうが眠気を訴える回数が少なかったのです。ほかにも、一般にいわれているような睡眠の常識を疑わせるような結果が次々と見つかりました。

この出来事をきっかけに、私はその後、18歳から独自で行っていた睡眠研究から短眠の習得法を編み出し、人生を大きく変えることとなった1日45分以下睡眠の生活を手に入れたのです（ただし、1日45分以下という極端に短い睡眠時間は経験と知識の蓄積があるからこそできるものです。ですので、本書ではおよそ2カ月間で3時間睡眠の習慣を手に入れることを短眠の目安にしておりますのでご安心ください）。

私には〝睡眠学者〟という肩書きもなければ、大学にも行っていません。学歴は高卒止まりです。振り返ると、そんな私だからこそ、学界や世間の常識にとらわれず、自由な発想で睡眠を研究したことによって、既成の価値観をひっくり返し、睡眠はもとより、仕事、受験、人間関係に悩む多くの人たちの人生を変えるような発見ができたのかもしれません。

幸せな人生は短眠からはじまる

「そもそも、別に短眠なんか自分からやろうと思わないし……」

そうしたご意見もあるかと思います。しかし、短眠生活のメリットをお知りになれば、あなたの人生に残されている秘めた可能性を見つけることができるでしょう。

私はほとんど寝ない生活になってから、人生が劇的に楽しくなりました。

仕事に行く前に1冊の本を読み、睡魔に悩むことなく集中して仕事に取り組めました。結果として、帰宅する時間は睡眠時間が長いときよりも2時間以上早くなり、空いた時間で友人とスポーツをしたり、レジャーに行ったり、武術や生物学の勉強をはじめました。もともと高校生のころから多趣味だったこともあり、バンド活動や作曲をする時間、DIY（家具やインテリアなど、いろいろ自分でつくったりすること）や絵画を描く時間もできました。

オンラインゲームでも、24時間ずっとレベル上げをすることもありました。とある掲示板でBOTという自動プログラムで動いている（ズルしている）と噂《うわさ》されて、「何度も不正行為をしている輩がいる」とか、「ロボットで操作しているに違いない」などとさらされた経験もあります。

趣味だけではなく、旅行や出張のときには、今まで眠っていた時間も活動できるようになったため、ガイドブックには載っていないディープな文化に触れることもできました。

会社や他者によって時間を拘束されていた人生が、今ではほかの人のために時間を使うことができる人生に変わりました。その結果、さまざまな御縁が増えました。

さらに、自分だけではなく、短眠で活動する仲間がたくさんできたことによって、長く眠っていたときとは比較にならないほど人生が豊かになったと感じています。

時間以外の思わぬメリットが生まれた

「適度な睡眠は健康に不可欠」という固定観念を持っている人からすると信じられないかもしれませんが、私はほとんど睡眠をとらなくなってからは病気になるどころか調子がよくなったほどです。

私はもともと赤面症やアトピー性皮膚炎に悩んでいたのですが、ピタリと症状が出なくなりました。疲れやすい体質だと思っていたのですが、運動を続けてもバテにくくなりました。タニタの体重計で測定すると、体脂肪率は10％ほどです。

極度の人見知りで、人前で話すことが苦手だったのが、今では経営者、短眠の講師として、多くの方々の前で登壇させていただくことも増えました。

睡眠との因果関係に疑問を持たれるかもしれませんが、すべて短眠で生活をするようになってからの変化です。第2章で詳述しますが、主な変化をまとめてみましょう。

- 自由時間が増える。
- 活力がみなぎる。
- 体調がよくなる。
- 集中力が増す。
- 記憶の蓄積が促進される。

信じられないでしょう。そして、現段階でこの本をいわゆる「トンデモ本」と受け取る人もいるでしょう。

それは、ある程度覚悟しています。しかし、最初に断っておきますが、私は理論で説明できないことについては決して言及しません。スピリチュアルやオカルティックな概念も用いません。〝意識〟や〝潜在意識〟といった精神論すら用いません。

そもそも、私1人だけなら健康食品の広告のように「個人の感想です」と注意書きを入れますが、証人となる短眠を習得した600名を超す私の受講生の実績があります。ですので、現時点で眉唾《まゆつば》であったとしても、もう少しお付き合いください。絶対にガッカリさせません。

成功率99%の短眠カリキュラムを公開!

話を戻しますと、ショートスリーパー(短時間睡眠者)になった私の変化に、友人や知人から「いつ寝てるんだ?」と聞かれるまで、それほど時間はかかりませんでした。そして、短眠で活動してから1年もしないうちに、「睡眠時間を短くする方法を教えてくれ!」という要望が増え、睡眠時間をコントロールする方法を人に伝える今の事業をはじめました。

現在までで600人以上の人に「ネイチャースリープ」(Nature sleep)という、ショートスリーパーになるためのカリキュラムをお伝えしております。

このカリキュラムどおりに行動した99%の人が、短眠生活を手に入れました(残念ながら習得できなかった方は、もともとナルコレプシーという睡眠障害を患っていた方でした)。

人が睡眠時間を短くすることで、人生が変わっていく様子を間近で見ることができる今の状況を、私は非常にエキサイティングに感じています。

そこで、一人でも多くの方に同じような幸せを手にしてほしいという願いから、睡眠の常識をひっくり返し、短眠で健康的に生活するための方法を記した本書を出版することとなりました。

ビジネス、受験、人間関係、子育て……。お手にとっていただいたあなたの悩みが、この本で一つでも解決できたのなら幸いです。

もくじ◉できる人は超短眠！

第2章 あなたの夢を叶える「寝ない生活」

もくじ

第4章 短眠達成のための毎日の習慣

第5章 睡魔の取扱説明書

もくじ

装　幀◉小口翔平+三森健太(tobufune)
イラスト◉加納徳博
本文デザイン・図版作成・DTP◉フォレスト出版編集部

注意事項

◉——本書には一般の睡眠関連本や睡眠の常識とは真逆の理論が記されている箇所が多々あります。少しでも疑いを持たれた方は、ご自身で調べていただくか、(社) 日本ショートスリーパー育成協会へ問い合わせ、必ずご納得いただいたうえでカリキュラムを実行してください。

◉——本書に記されている短眠カリキュラムは、安全・健康管理を徹底したうえで受講生に直接指導した内容をまとめています。したがって、次のような方は万が一の事故、健康を著しく害するリスクがあります。カリキュラムを実行される前に、必ず (社) 日本ショートスリーパー育成協会へお問い合わせください。

- タクシーやバス、トラックのドライバー、航空機のパイロット、船舶の操縦士。また、日常的に自動車を運転される方。
- 土木業、建築業、漁業など、安全性が強く求められる仕事をされている方。
- 肉体的、精神的な疾患の自覚症状がある方、現在通院、入院されている方、また過去に大病を患った方。
- 不眠症や過眠症など、睡眠障害が疑われる方。
- 15 歳未満の方。

◉——本書の短眠カリキュラムを実行していて、発熱や嘔吐、強烈な腹痛など、明らかに眠気とは違う体調不良や異変を感じた場合はカリキュラムを即刻ストップしてください。

◉——以上を厳守していただけない場合は、著者、発行者、発行所はいかなる責任も負いません。

【社団法人日本ショートスリーパー育成協会】
〒150-0002
東京都渋谷区渋谷 2-22-11 渋谷フランセ奥野ビル 10F
0120-589-445(9時～18時、携帯電話からも通話可)
03-6427-9348(渋谷教室)
メールアドレス　info@gahaku.co.jp

第1章

睡眠の常識がひっくり返る11の新事実

睡眠の常識を壊し、真実を知る

ショートスリーパーになる具体的な方法については第3章でお伝えしますが、その各ステップをやり通すうえで最も重要なことがあります。

やる気？　根性？　確かに人によってはそれもある程度必要なのかもしれませんが、あなたの中の「睡眠の常識」をいったんリセットし、新しい価値観に置き換えることなくして、ショートスリーパーにはなれません。「短眠で寿命が縮む」ということを信じている状態で、短眠を実践できるわけがありませんよね。

ですので、第1章ではまず、皆さんが持っている「睡眠の常識」を壊し、「睡眠の真実」を理解していただくことからはじめます。

常識　睡眠は科学的に解明されている

真実　いまだに睡眠の謎は解明されず、〝定説〟はあるが〝定義〟がない

1

睡眠の最先端研究機関でさえ睡眠の意味を知らない

さて、「そもそも、なぜ毎日睡眠をとる必要があるのか？」と聞かれて、あなたはどう答えますか？

「生きていくうえで欠かせないものだから」
「１日の疲れを回復させるため」
「寝ないとウツになるというし、精神衛生のためにも……」

といった回答が多いのではないでしょうか。しかし、私が「なぜ、生きていくうえで欠かせないのでしょうか？」「どうして寝ないと疲れが取れないのでしょうか？」「ウツになるメカニズムとは？」と根拠を聞いて、明確な回答が返ってきたことはありません。

私が独自に睡眠研究を行っているとき、有名な睡眠研究の機関を訪ねて、そこの教授

に同様の質問をしてみました。教授から返ってきた答えは次のようなものでした。

「眠たくなるから眠るんだ。それ以上はわかっていない」

このときの衝撃をいまだに忘れられません。睡眠の最先端研究機関の回答が、最も抽象的だったのです。現代科学において、睡眠は何のためにとるのか、睡眠中に頭や身体の中で何が行われているのか、ほとんどわかっていないというのです。

睡眠は研究機関の間でもブラックボックス

先の教授が「コレ」といった回答をできなかったのも無理はないかもしれません。

少し調べてみるとわかるのですが、さまざまな研究機関が発表している平均睡眠時間と、推奨されている平均睡眠時間の相関性がまったく見えてこないことなどからも、睡眠という分野がいかにブラックボックスなのかご理解いただけるでしょう。

ちなみに、主な調査機関による平均睡眠時間は次のようになっています。

●平日1日の国民全体の平均睡眠時間は7時間14分（「2015年国民生活時間調査報告書」NHK放送文化研究所世論調査部）

- 平日1日の平均睡眠時間7時間31分（「平成23年社会生活基本調査 生活時間に関する結果」総務省）
- 日本人の平均睡眠時間は18のOECD加盟国の中では韓国に次いで2番目の短さで7時間43分（OECDの国際比較調査、2014年）

それぞれ7時間台で、誤差は最大で30分くらいです。そして、この結果へ対する一般の評価としては、概ね「7時間程度では睡眠時間が少ないのではないか」という結論が目立ちます。多忙なビジネスマンからすれば7時間眠れば十分なイメージですが……。

また、OECDの国際比較に関しては、「日本人は世界と比較すると睡眠時間が少ない」「働きすぎだ」「1位の南アフリカと比べて1時間以上も差がある」「出生率にも影響が出ているようだ」、挙げ句には「睡眠不足による経済損失は年間3兆4693億円」などという、わけのわからない数値まで出てネガティブに報道されました。ちなみに、言うまでもありませんが、日本は世界一の長寿国であり、中国には抜かれたもののGDP世界3位の経済大国です。

そもそもOECDの調査は、文化的な背景や社会構造を無視しています。日本は24時間社会であり、ほかのOECD加盟国に比べて非常に夜中の活動に適した環境です(ヨーロッパで24時間営業が浸透している国は稀有《けう》です)。日本人の睡眠時間が減ることは至極自然の話です。

では、何時間が適正な睡眠時間かというと、8時間だったり、90分周期であれば4時間半でも6時間でも問題ないとか、さまざまに言われています。

ちなみに、次節で紹介する米国の研究機関による大規模な調査によると、一番長生きできる睡眠時間は7時間とのこと。「それって少なすぎると言われている日本人の平均睡眠時間より短いじゃないか!」と、つい言いたくなります。

睡眠学の権威であるW・C・デメント博士ですら、自身の著書の中で「1日にどれだけの睡眠時間が必要なのか?」という質問に対して、「日中に過度な睡魔が発生しない程度眠ればいい」という、誰でも答えられるような回答をしています。

睡眠はすべての人が毎日繰り返す行為ですが、その本質を知っている人はいないということです。まずはその前提を理解したうえで、白紙の状態から睡眠の真実を吸収していきましょう。

常識　最適な睡眠時間は7時間

真実　7時間は現代社会では眠りすぎ！

2

最適な睡眠時間など存在しない

人間にとっての適度な睡眠時間は？　経験上、多くの方が7時間こそベストだと答えます。

この「7時間」の基となった研究は、1982年から6年間、カリフォルニア大学サンディエゴ校の研究グループと米国ガン協会が、30歳から102歳の110万人の入院患者を対象に、睡眠時間と寿命の関係を共同で研究したものです。その結果、1日7時間睡眠の人が最も長生きしたというのです。

権威ある機関が時間とお金をかけて出した結論なのだから、信じてしまうのは仕方がありません。しかしこの研究、根本的なところに欠陥があります。そもそも、調査対象は入院患者。その結果を一般化できるわけがありません。

激痛に苦しむ患者の睡眠時間は短くなりますし、ベッドから動けない状態の患者は非常に長くなるというのは、一般的な感覚からして納得できるはずです。ところが、この研究結果は骨折などの軽微な症状から難病の方まで、すべて一緒にして出した統計なのです。

そのうえ、そもそも病院という空間自体が特殊です。その結果を日常の生活者に当てはめて考えることはできないはずです。

「7時間睡眠長寿説」のホントとウソ

ちなみに日本でも同様の調査が行われています。名古屋大学大学院の玉腰暁子助教授（当時）が北海道から九州まで全国45地区で1988年から1999年までの約11万人のデータから睡眠時間と死亡リスクを分析しました。その結果、なんとこの調査でも「7時間睡眠の人が最も長生きした」という結果が出たのです（グラフ1）。

しかし、玉腰助教授はより精度の高いデータを導き出すためにウツ症状、自覚的ストレス、喫煙や飲酒などを計算に入れ、さらに調査したときから2年以内に死亡した人を除いて計算をしました（グラフ2）。すると、男性については4時間以下睡眠の場合が、

統計データでは最適な睡眠時間は読み取れない！

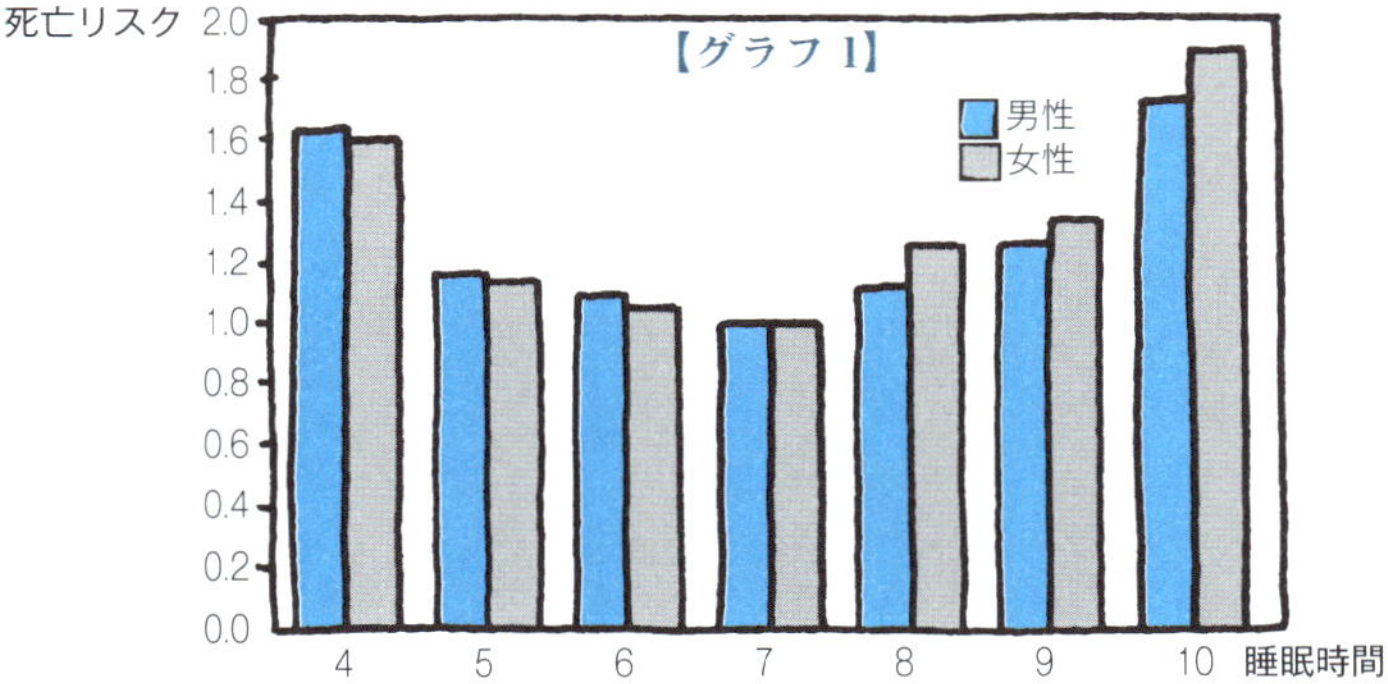

しばしば「長生きには７時間睡眠がベスト」という言説の根拠とされるデータ。しかし、調査対象者の持病や生活環境は考慮されていない。

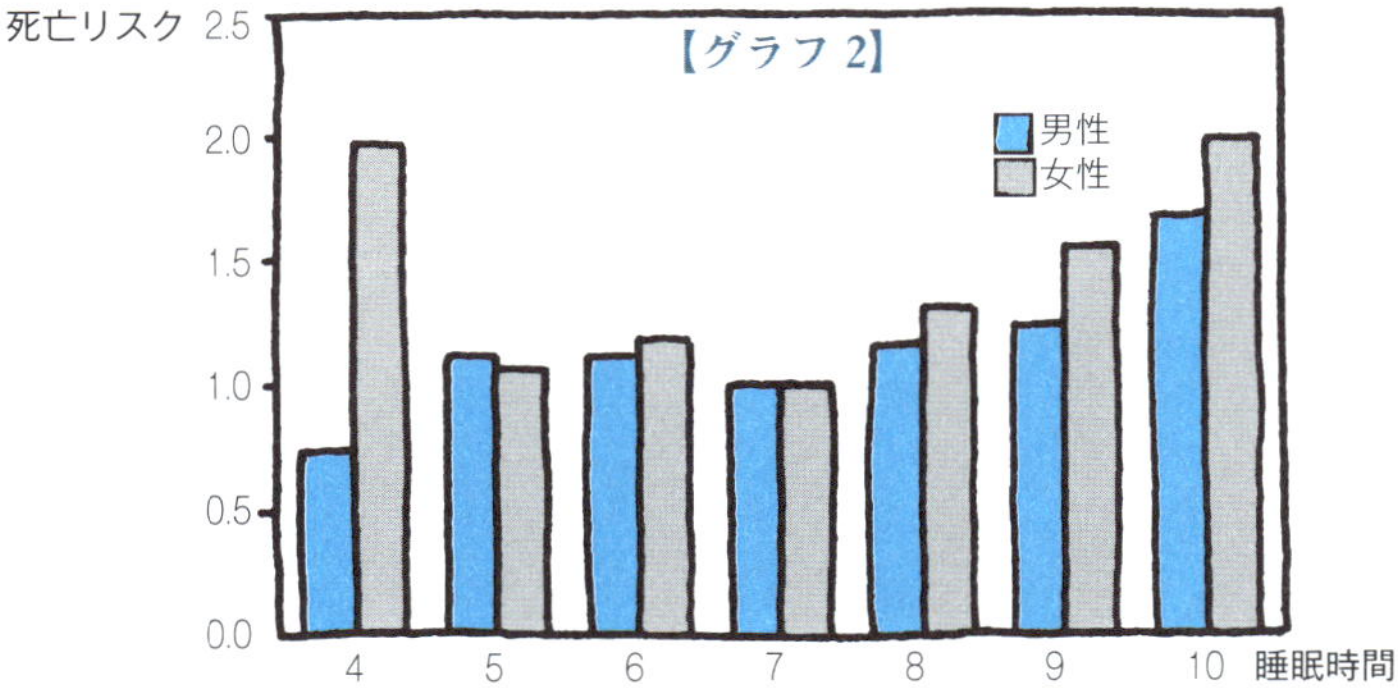

持病などのイレギュラーな要素をできる限り排除したデータ。しかし当然、調査対象者自身が自覚していない疾患などは考慮されていない。４時間未満睡眠のデータが極端な変化をしたが、その異常性に疑問が残ること自体がこの統計の蓋然性の乏しさを示している。

＊ JACC Study「睡眠時間と死亡との関係」（玉腰暁子）を基に作成。

最も死亡リスクが低くなるという結果が出たのです（だからといって、このデータを基に短眠だと長寿になれると主張したいわけではありませんが）。

ところが、報道ではグラフ2ではなくグラフ1ばかりが使われました。一目瞭然《いちもくりょうぜん》のわかりやすさと、「睡眠時間は7時間がベスト」というキャッチーさ、記事の書きやすさが優先された結果でしょう。

しかしながら、グラフ1、2のいずれにおいても、さまざまなバイアスや外しきれない不安定な要素があります。そもそも何らかのケガや疾患で苦しむ人というのは、睡眠時間が極端に短くなったり、長くなってしまうというのは先に述べたとおりです。ですので、2年以内に死亡した人を統計から外したとしても、結果としてグラフの両端の死亡リスクが高くなるのは当然ともいえます。またグラフ2でも、4時間以下睡眠において男女で倍以上の死亡リスクの差が出ているというのも異常です。

もちろん、そこは玉腰助教授も了解しているようで、レポートには次のように誠実に記されています。

「睡眠時間が短い人や長い人が睡眠時間を7時間にすれば死亡しにくくなるのかどうかはわかりません。7時間寝ることが本当に死亡の危険性を減らすのかどうかを調べようと思ったら、いろいろな睡眠時間の人を集めてきて、半分のグループはそのまま、半分のグループでは睡眠時間を7時間にしてもらい、長い間観察して死亡状況を調べることになります。しかし、現時点ではそこまでするほど確実に誰にとっても7時間の睡眠がよいのだと考える根拠はありません。

つまり、この統計結果を「7時間睡眠長寿説」の根拠として語るのは無理があるうえ、死亡リスクが低い睡眠時間を調べようとすること自体、ほとんど非現実的だということです。

厚生労働省がすすめている睡眠時間とは？

厚生労働省もその点は心得ているのか、「健康づくりのための睡眠指針2014」（厚生労働省健康局）でも「○時間睡眠をとりましょう」と明記せず、「日中の眠気で困らない程度の自然な睡眠が一番」という曖昧《あいまい》な記述をしています。

また、年を重ねるごとに睡眠時間が短くなっていくことが自然であると公表されていますが、この告知はほとんど浸透しておらず、いたずらに7時間睡眠が健康的な睡眠という通説が広がっています。結果として、高齢の方がご自身の睡眠時間が短すぎることに不安を抱くことに繋《つな》がっています。

大本営発表の調査報告に騙されるな

ほかにも、睡眠と健康を結びつけた調査として、「睡眠時間が5時間以下の人は8時間前後の人たちに比べて1・39倍肺炎になるリスクが高いという5万6953人の女性を対象にした調査」「睡眠時間が6時間以下の人は7～8時間の人に比べて死亡率が2・4倍高くなるという4419人の日本人男性を調査した自治医科大学の研究報告」なる調査結果があります。

同様に、これらについても脊髄反射的に真に受けてはいけません。

母数が千、万の時点でアンケートによる調査だと推察されますが、多くの人が自分の睡眠の満足度と健康面の自覚が直結しているものと考えているので、自分の睡眠に対してネガティブな印象を持っている人ほど実際の睡眠時間よりも短く記入し、ポジティブな印象を持っている人は長く書くものです。仮に、アンケートをとったグループに「睡眠は身体にいいものと思いますか？」と尋ねたとしたら、99％以上の人がYESと返事をするでしょう。

そうしたバイアスのかかった結果を客観的な数値に落とし込めるはずがありません。

ローレンス・モンローという学者が大学生を相手に不眠症で悩んでいるグループと、健全な睡眠をとっているとするグループを集めて研究したところ、両方のグループの睡眠時間は一緒だったという研究もあります。

もちろん、ブラック企業に勤めているなど、環境要因から短眠を強いられている人は多くのストレスを抱えているのは確かであり、それが何かしらの疾患に結びついていることは否定できません。

しかし、私が教えているネイチャースリープは能動的に短眠生活をしていただくので、そうしたストレスとは無縁であり、睡眠の質そのものが根本的に違うということを、念のため記しておきます。

7時間睡眠の人は現代社会に置き去りにされる

多忙な現代人の睡眠不足の程度を語る際に、「昔の人は10時間寝ていた」などと比較されることがありますが、今と昔の環境は大きく違います。

蛍光灯や電球はなく、夜の明かりといえば、月明かりか消耗品であるロウソク程度。

これでは、一般人は眠ることしかできません。そうした環境と現代の日本を比べることはナンセンスです。

自然界を見てみると、食事に長時間かける草食動物ほど睡眠時間は短くなり、余暇の多いナマケモノやコアラなどは、非常に長い睡眠時間を確保しています。人間も一緒で、まわりを見渡せば暇な人ほど睡眠時間が長くなっているはずです。

この動物の事例で注目すべきことは、疲労や運動量などが睡眠時間と因果関係があるわけではないということです。

また、野生の馬は1時間ほどの睡眠時間ですが、厩舎《きゅうしゃ》にいる馬は4時間以上寝ることもあります。すなわち、各動物の種類によって本能的に適切な睡眠時間があると考えることも不自然です。

結局、自然界では覚醒《かくせい》時の行動時間で睡眠時間が増減しているというわけです。睡眠時間ありきで行動時間が左右されているわけではないのです。

そう考えると、多忙な現代社会において7時間睡眠は眠りすぎであり、長く眠る人ほど周囲の速度に追いつけず、置き去りにされるのです。

常識 しっかり寝ないと睡眠不足になる

真実 睡眠時間と睡眠不足は関係がない

3

時計がないと人は睡眠不足にならない――ダーラムの驚愕

「じゃあ、７時間が眠りすぎなら何時間眠ればいいいんだ？」と思われる方もいらっしゃるでしょう。

この疑問にお答えする前に、ある興味深い調査報告についてお話しします。

睡眠時間という考えは、時間という概念を持っている人固有のものである、と示唆《しさ》したものです。

１９０８年、イギリスの旅行家エディス・ダーラムが、北部アルバニア山岳地帯にて現地の人々の生活を調査しました。当時の北部アルバニアには時計がなく、現地の人々は太陽の傾きを見ながら生活をしていました。彼らは太陽が一番高い正午に１回目の食事をし、日が落ちて１～２時間後に２回目の食事をして床につき、日の出前に起きる生活を習慣としていました。

夏至のころは20時ごろに日が沈むので、21〜22時ごろに食事をしてから眠ります。そして4時ごろに日が昇りはじめるので、3時ごろには起きて活動をはじめます。したがって、睡眠時間が4時間ほどしかなく、食事と食事の間は9時間もあります。

逆に、冬至のころは17時半〜18時ごろに食事をはじめて、20時ごろには寝床に入ります。翌日は8時ごろに日が昇りはじめるので、7時過ぎに起床して1日の活動をはじめます。したがって、睡眠時間が11時間もあり、食事と食事の間は5〜6時間ほどしかありません。

そんななか、時計を持ってやってきた闖入者《ちんにゅうしゃ》ダーラムはどうなったでしょう。夏、1日4時間睡眠でも活発に活動する現地人を尻目に、彼は酷い睡眠不足を訴えたのです。冬が近づくにつれて、生活リズムに変動があることをダーラムが伝えても、北部アルバニアの人たちはまったく理解を示さなかったそうです。

この調査報告が教えてくれるのは、夏と冬で睡眠時間が倍以上違っても、睡眠時間という概念を持っていなければ睡眠不足にならないということです。

思い込みが睡眠不足を生む――カスケイドンの実験

「昨日2時間しか寝なかったから、今日は眠いわ〜」と言ったり、言われたりしたことがあるでしょう。よく、ウザい人の口癖としてネタにされますよね。

しかし、睡眠不足と睡眠時間に因果関係がある、というわけではありません。

睡眠時間を自分の生活習慣を測定する一つの定規として使用するのはいいかもしれませんが、この定規は睡眠不足そのものをはかる定規としては用をなさないのです。

睡眠時間が長くても睡眠不足になることもあれば、15分の仮眠（パワーナップ、第4章で詳述）で睡眠不足が解消されることもあります。

ふだんとまったく同じ睡眠時間でも、それが深夜バスの中だったら、日中に倦怠《けんたい》感や睡魔に襲われることがあります。睡眠の質というものが本当にあるかどうかはさておき、明らかに睡眠時間以外の要因が考えられます。

また、前日の睡眠時間が短いという認識そのものが睡眠不足を誘発しています。

メアリー＝カスケイドンは、陽の光が入らず、時計もない部屋で被験者を生活させる実験をしました。

2つのグループを用意し、いずれのグループともに3時間睡眠をとらせました。しかし、一つ目のグループには「8時間眠っていた」と伝え、もう一方のグループには「3時間しか寝ていない」と伝えました。

結果は、8時間睡眠と認識している一つ目のグループはほとんど睡眠不足を訴えなかったのですが、3時間睡眠と認識しているグループの全員が睡眠不足を訴えました。

睡眠不足と睡眠時間の因果関係に疑いを持たせる実験結果だといえるでしょう。

90分しか寝ないインドの少年が幸せな理由

世界は広くて、毎日90分睡眠でも睡眠不足を訴えない少年もいます。

受講生の1人がインドを旅行した際の興味深いエピソードを教えてくれました。

彼は、とある現地の少年と仲良くなったそうです。その少年から、彼はカースト制度について非常に多くのことを学びました。少年はシュードラという最も人口の多い階級でした。

シュードラは給与が非常に低く、家族全員が毎日のほとんどの時間を労働に当てています。少年の給与も日本円にして1日250円ほど。朝市で売買し、その後夜中まで仕事をするため、睡眠時間は90分しかないとのこと。受講生は一緒に生活させてもらったそうですが、実際には睡眠時間はもっと少なかったといいます。仮眠も日中に10分ほどとっているだけでした。また、休日はなく、毎日その生活の繰り返しだそうです。

受講生は少年に幸せかと尋ねたら、即答で「幸せだよ！」と返ってきたそうです。「僕には健康的な手があって、足がある。病気もしたことがほとんどない！　毎日とても忙しいけど、これが僕の人生なんだ！　家族と一緒に生きて、仕事でたくさんの人と接することができている。僕はそれで十分幸せだよ！」

彼や彼の家族には睡眠時間の常識はなく、自分の睡眠時間を疑うことなく生活しているのです。当然、睡眠不足という自覚はなく、少年も少年の家族も受講生が宿泊している期間、寝不足を訴えることはなかったということです。

逆説的になりますが、現代の日本人こそ、睡眠時間は7時間でなければならないと思い込みすぎているために、不眠症や睡眠不足という症状が起こっているのです。

4

常識 レム睡眠は浅く、ノンレム睡眠は深い

真実 そもそも睡眠に浅い・深いの質の違いなどない

45分睡眠も7時間睡眠も睡眠の質は変わらない

私は毎日、睡眠時間45分ほどで生活していますが、よく睡眠の質がすごくよいのではないかというご質問をいただきます。

普通の人が7時間必要な睡眠が45分ですむくらい質を高くするのは、10倍近くの睡眠効率が必要になります。しかし、同じヒトという種で、睡眠という共通した営みにおいてこれほど効率に差が出るなんて信じられないことです。

睡眠の質についてお話しすると決まって出るのが「レム睡眠とノンレム睡眠ではどちらの眠りが深いのですか?」という質問です。レム睡眠とノンレム睡眠の流れは90分周期で繰り返し、レム睡眠が浅く、ノンレム睡眠が深くて、レム睡眠時に起きると快適だと一般的にいわれています。しかし、これもナンセンスです。

レム睡眠への誤解と真実

レム睡眠（Rapid Eye Movement：急速眼球運動をしている睡眠の意ですが、そうした概念でくくるのはやや乱暴。しかし、その理由を詳述すると混乱してしまうのでここでは割愛します）では、運動をつかさどる小脳と、メタ認知をつかさどる前頭前野以外は、脳は覚醒時よりも激しく活動しています。目の動きは覚醒時には確実に行われないほど突飛な運動をしています。

「やっぱりレム睡眠って脳が休まらないから眠気は取れないんだな」というように、レム睡眠は一般的に浅い睡眠と思われていますが、誤りです。逆に、レム睡眠のときに脳が激しく活動することで眠気が取れているという研究結果があり、私はそれこそ有力な説だと踏んでいます。日中に活動しているときの様子を考えてみてください。退屈な時間にぼーっとしていると眠気が発生します。逆に、クリエイティブな作業や興奮するような楽しいことをして、脳が活発に動いているときには目が覚めるはずです。眠っている間も同じで、覚醒時よりもはるかに激しく脳が活動しているレム睡眠のときに眠気が取れるのです。

一方、肉体の筋肉は緩んでいるため、身体を動かすことが困難な状態です（ちなみに、レム睡眠の状態で脳が覚醒すると、いわゆる金縛りという状態になります)。しかし、身体の弛《し》緩《かん》率よりも起床直後に大脳が動きやすいかどうかが寝起きの良し悪しに繋がるので、人はレム睡眠からの起床を爽快に感じます。

ノンレム睡眠はやる気のない状態と同じ

ノンレム睡眠(Non-Rapid Eye Movement:急速眼球運動をしていない睡眠という意ですが、レム睡眠と同様の理由で詳述は避けます)は、レム睡眠とは逆に脳波は静かです。

座禅を組んでいるときのような脳波が発生しているといえば聞こえはいいですが、非常にやる気のない状態と酷似しています。脳が休んでいるわけではなく、刺激に対して受容の感度を落としているのです。ただ、肉体に関しては寝返りをうつなど、運動することが可能です。一般的に深い睡眠と考えられているノンレム睡眠ですが、ヒト以外のほぼすべての動物は、この状態から目を覚まします。また、ヒトも眠っている間に何度も目が覚めているのですが(眠りにつくときに記憶がなくなるため起床時には覚えていない)、その多くがノンレム睡眠時です。

こうしてみると、どちらの睡眠も捉え方によっては、深いとも浅いともいえます。レ

レム睡眠のほうがノンレム睡眠より眠気を除去する!?

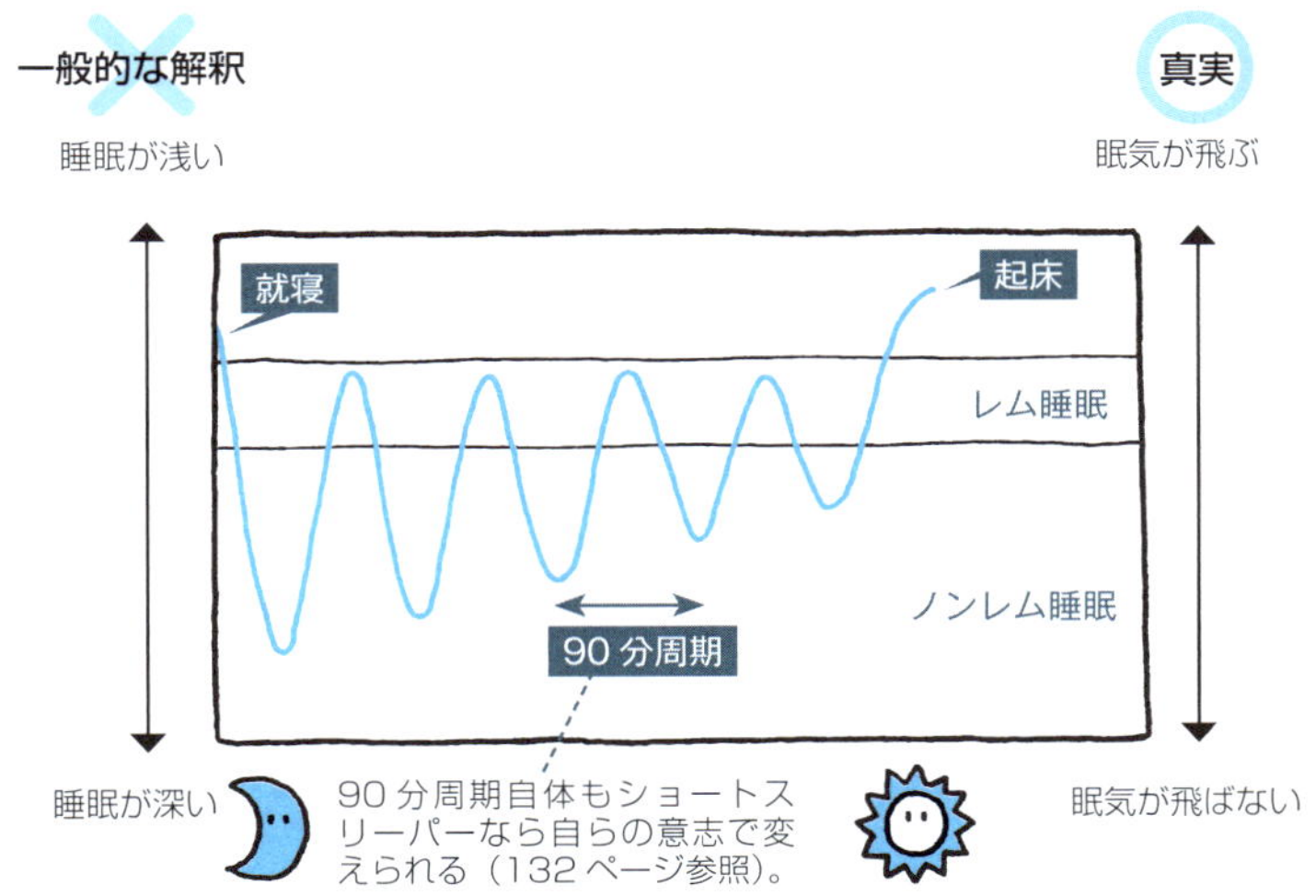

ム睡眠時は脳の眠りは浅いが肉体の眠りは深い、ノンレム睡眠は脳の眠りは深いが肉体の眠りは浅い。あるいは、レム睡眠時は眠気が飛び、ノンレム睡眠時は眠気が抜けない、と。そもそも、どちらの睡眠状態であれば睡眠不足を解消できるのか、今の科学では明確な答えは出ていません。むしろ、睡眠時間のみにフォーカスした研究ばかりが存在しています。

結局、睡眠に対して特別な意味や、効果効能を期待する考えを払拭《ふっしょく》して、睡眠という行為そのものを純粋に楽しむことが、リラックスした睡眠を得るコツなのです。

常識 疲労は睡眠で回復できる

真実

疲労と睡眠時間に因果関係はない

5

なぜ疲れないいはずのニートほどよく寝るのか?

多忙なビジネスマンや、スポーツなどで疲労困憊《こんぱい》しているような人ほど、疲労回復のために睡眠をとることが必要であり、理想的であるという考えが睡眠の常識です。

しかし、実際にまわりを見渡してみると、その〝理想〟と現実があまりにもかけ離れていることに気づくでしょう。

ニートの睡眠時間をご存じでしょうか? 私も調べてみたのですが、信頼できそうな国や研究機関のデータは見当たりませんでした。しかし、知人のニートやニート経験者などに聞いてみたところ、全員が同じとはいいませんが、9~11時間くらいの幅で長時間寝ている人が多くいました。多くのニートの生活リズムが狂っているという報道と照らしあわせてみても、それほど誤差のある数字ではないでしょう。

睡眠と疲労が関係しているのであれば、ニートの睡眠時間が最も短くなるはずです。ところが、忙しく活動している経営者や、受験シーズン真っ只中の学生などは3時間以下睡眠で活動していることも珍しくありません。

睡眠には適度な疲労が必要では？　と思われるかもしれません。確かに、身体をある程度動かしていることは、睡眠以前に健康的に非常にいいことです。

ただし、健康にいいことを行ったからといって、睡眠の効率もよくなるということではありません。睡眠の効率自体はまったく変わりません。ただ、変わるのは寝入りやすいことと、寝起きが爽《さわ》やかなことです。人は寝入りと寝起きでのみ、その日の睡眠を判断する癖があるため、睡眠の効率が上がったと思うようになるのです。

キリンが20分しか寝ない理由

他の動物を見ても、非常にわかりやすいデータがあります。

野生で生活するキリンの睡眠時間は20分、シマウマの睡眠時間は1時間ともいわれています。先ほど馬の例を出しましたが、非常に短い睡眠時間で生活している彼らも、動物園などで生活をする場合、４時間以上の睡眠時間をとることが知られています。野生生活と宿舎の中と、どちらのほうが疲れるかは明白です。大切なことは、疲労と睡眠時間は関係がないということを理解することです。

「精神的疲労は、動物園にいるほうがあるのではないか？」と思われるかもしれませんが、いつ外敵に襲われるかわからない野生世界の真っ暗な大地で過ごすストレスは現代人の想像できるものではありません。サバイバルや登山をした経験のある方ならわかるでしょうが、社会生活よりも圧倒的なストレスが野生世界ではかかっているものです。

ヒトに当てはめて考えてもイメージできるはずです。誰もが仕事もせずに衣食住が満たされた空間で生活するのであれば睡眠時間は伸びますし、極論になりますが、戦場でいつ命を落とすかわからない状態になった場合は、睡眠時間が激減します。

ちなみに、私は眠らずに活動をしているほうが、心身ともに仕事や運動に適している状態、すなわち健康的になると考えています。その点については、のちほど説明しましょう。

現代人は疲れを睡眠によって増幅させる

睡眠に疲労回復効果があるなら、これだけ多くの方が毎日腰痛や肩こりに悩んでいるのも不思議な話です。

そもそも、疲労には大きく分けて動作疲労と静止疲労の2種類があります。同じ姿勢で物を持ちつづけるような疲労を静止疲労、ジョギングやサッカー、バスケットボールといった動きを伴う活動による疲労を動作疲労といいます。

静止疲労の疲労回復方法は、簡単にいえば動かすことです。停滞している筋肉や疲労物質を流すことが大切です。一方、動作疲労の疲労回復は、休息をとることです。損傷した筋肉組織の回復をはかることが動作疲労においては重要になります。

現代社会においては、動作疲労が溜まっている人より静止疲労が溜まっている人のほうが多いことでしょう。受験勉強で毎日机にかじりついたり、パソコンを相手にデスクで事務仕事をしている人はとくにそうではないでしょうか。ところが、その疲れの癒しを睡眠という最も動かない状態に求めてしまいます。

睡眠が万全な回復方法という神話があるために、このような勘違いや、真逆の理論が信じられてしまうのです。

静止疲労の回復法

事務をしているときに使っている筋肉は、主に腰や下腹部といった部位になります。とくに柔らかいベッドで眠る場合は、腰や下腹部に鬱血《うっけつ》が起こり、腰痛や腸などの機能低下を招きます。

また、非常に厄介なことに、腰が痛くなることで、座っている姿勢をキープできず、横になりたいという欲求が高くなります。

このように、疲労する部位が偏る生活サイクルによって、ヘルニアや慢性的な腰痛、肩こりといった症状に苛《さいな》まれる人が現代はとくに増えています。

ではどのようにして事務疲れを解消すべきかというと、螺旋《らせん》運動を伴った運動をすることです。腰回りは肋骨《ろっこつ》のような骨がなく、本来は可動域が大きい部位になります。この部位をほとんど可動させせないまま、眠りにつくことで、疲労はどんどん蓄積されていきます。

疲れによっては走ったほうが回復する

現代人の抱えるほとんどの疲労が静止疲労にもかかわらず、その回復方法である運動ができる環境は決して多くはありません。運動に充てる時間の少なさや、運動施設への敷居の高さも、より運動不足に拍車をかけています。

しかし、ぜひ日常の中でランニングやピラティスといった全身運動を取り入れてください。事務作業や立ちっぱなしのサービス業で溜まった疲労を回復することができます。いまはまだ時間がないかもしれませんが、ショートスリーパーになれば、30分～1時間の空き時間など簡単につくれます。

ちなみに、睡眠前に軽く運動をすることで睡眠の質が向上するという話がありますが、実際には睡眠前に運動した時点で疲労は回復しており、睡眠は疲労回復に因果するものではありません。

妙な話になりますが、運動をしたまま睡眠をとらずに起きつづけて活動をしたほうが、理論的には疲労回復するのです。

「眠気＝疲労」ではない――オズワルドの実験

睡眠時間と体力の持続にも因果関係はありません。

睡眠時には特別な疲労回復物質が出る、もしくは睡眠時にしか取れない物質があると思われていますが、実際には睡眠時しか出ないホルモンはなく、また睡眠時でしか除去できない物質も発見されていません。疲労物質の除去も、成長ホルモンの受容も起きている間にも行われているのです。

ただ、睡眠不足による眠気からくる疲労感によって、体力がなくなったように感じることがあり、睡眠を十分にとったあとは、この眠気からくる疲労感が軽減しているため、眠ることで体力が回復したという勘違いが起こります。

大切なことは、その疲労と思っていたものはただの眠気である可能性が高いということです。疲労感が酷いときでも、たった15分の仮眠でもスッキリした感覚を得られるはずです。

眠気を疲労と勘違いしているということであれば、大切なのは眠気を出さない生活をすることです。今まで感じていた体力の低下やスタミナ不足の感覚に陥らずに、活動時間を伸ばせるのです。

イアン・オズワルドの実験で、面白い研究成果が出ています。被験者に3日ほど断眠させ、その後握力をはかったところ以前と同じ強さであり、筋肉の疲労は認められなかったのです。また、算術の能力も以前と変わらず、被験者の脳に疲労は認められませんでした。閃光《せんこう》に対し、警告ブザーが鳴る前にできるだけ早くキーを押すという反射神経を測定する実験でも、反応時間は以前と同じでした。

オズワルドが行った数えきれない実験からわかったことは、断眠を3～4日続けても、脳や筋肉は正常に機能できるということでした。

繰り返しになりますが、睡眠と疲労の回復というものがどれだけ因果関係があるかを立証した人はいないのです。

常識 きちんと睡眠をとらないと風邪などの病気にかかりやすい

真実 病は睡眠中に進行する

6

なぜ起床時に風邪に気づくのか？

短眠でも睡眠不足にならないことがある、という点は理解できた。しかし、どう考えたって睡眠は心身両面の健康において必要不可欠だし、短眠生活をつづけていれば、いずれ身体を壊すはずだ——。

そんな読者の方々の声が聞こえてきそうです。ですので、次は睡眠と健康の新常識について考えてみましょう。

そもそも、風邪のひきはじめや、最初にのどに痛みを感じるタイミングはいつでしょうか。多くの方は寝起きと答えるはずです。実際、受講生やセミナー参加者500名以上に対して同様のアンケートをとったところ、「起床時に風邪や体調不良が起こっている」という意見が7割以上でした。

体温、水分量の低下の害悪

これについて、科学的にすべて説明が可能です。

まず、睡眠時は覚醒時よりも平均して1度ほど体温が下がります。人間は体温が1度下がると、免疫力が37%、代謝量が17%ほど低下することがわかっています。体温、免疫力、代謝量だけ見ても、起きている間よりも、睡眠時に風邪をひきやすいのは明白です。しかも、健康な細胞の代謝量は減るものの、多くのガン細胞は35度台の低体温時に最も活発に増殖することがわかっています。

また、睡眠時は酸素量や酵素の活動も低下します。体内の燃焼作用やデトックス作用がすべて覚醒時よりも減少するのです。

水分量も一晩眠るだけで500ミリリットル～1リットル、身体全体の水分量のおよそ2%も減っています。覚醒時であれば、この状態は乾きを訴えるレベルです。また、水分の多くは汗として分泌するため、寝汗をかいている状態が継続します。寝具などの湿度が高くなってカビなどが生えやすくなるほか、表面温度の低下も招きます。

そして、睡眠中には排泄することもできないため、睡眠時間が長ければ長いほど便秘のような状態が続いているといえます。

この状態で7時間もの時間を過ごすことが、いかに身体にとって悪影響かを考えると、睡眠中に健康状態が回復するという考えそのものが誤っていることを理解できるはずです。

では、こんなにも身体に悪い状態でなぜ眠るのか？　と聞かれることも多いのですが、とりあえずここでは、睡眠による疲労回復や健康増進の概念をいったん取り外してください。

寝れば寝るほど脳梗塞や心筋梗塞のリスクがアップ

血液がドロドロになることが身体にとっていい影響が出ないことは想像に難くないはずです。血流が減少し、血管内部にゴミや血栓が付着しやすくなり、血管系の病気も睡眠中に進行します。どれだけ健康的な食事をとっていたとしても、睡眠後に血液がドロドロになることを止めることはできません。

なぜ睡眠後の血液がドロドロになってしまうのか。それは水分不足と、体温の低下、睡眠中の血流の低下が主な原因となります。

睡眠中は平均して心拍の回数が10％ほど低下します。血液の流れが遅くなるだけでなく、ポンプの役割も弱くなることから、末端まで血液が流れない事態が起こります。流体力学の話になりますが、流速が下がってしまうと、たとえきれいな水だったとしても、岩などに苔《こけ》や汚れが付着していきます。同様の現象として、血液の中は血栓という詰まりが起こりやすい状態となり、血液に脂分や汚れが多い場合には、最悪の場合心筋梗塞《こうそく》や脳梗塞が起こる原因となります。多くの人の起床時である早朝や朝は、心筋梗塞や脳梗塞が起こる可能性が上がる時間になります（フラミンガム研究によると、午前4時～12時の間に、心筋梗塞や脳梗塞が起こりやすいといわれています。また、睡眠時間の長くなる正月に心筋梗塞や脳梗塞の患者が増えます）。

朝の1杯の水で血液の状態を元に戻したり、起床時に軽い運動をすることで流速を上げて、血液の状態を元に戻すといった策もありますが、所詮は対症療法です。

睡眠時間を短くすることで、血流が下がり滞留する時間を減らし、またドロドロの状態も軽減できるのです。

7

常識 十分に睡眠をとらないと精神衛生上よくない

真実

寝なければ脳が活性化してウツにもなりにくい

ノンレム睡眠時は脳にギプスをはめた状態

寝ないと頭が回転しないとか、ウツになるとか言われています。おそらく、これまでの常識を刷り込まれた人は、寝ないと本当にそのようになってしまうのでしょう。

しかし、ノンレム睡眠中は脳にギプスをはめているようなものといわれるほど、脳の活動量が低下します。8時間眠っていた受講生が、3時間睡眠で安定して生活できるようになったときに、「集中の時間だけじゃなく、発想力や物事の捉え方に奥行きが出てくるようになった」と表現していました。

脳が活動的な時間が多いほうが、当然ながら脳はよく動くようになります。

長い睡眠時間が覚醒時の活動を消極的に

動物の本能には、状況に合わせて自分の身体を調整する機能があります。

野生動物が動物園に来たときに、動物園という状況に最適化した行動をとりますし、状況に合致しない動物は生存競争に負けて消えていきます。

人間も８時間以上時差のある国に行ったとしても、通常時差ボケの回復に１〜２日という日数で身体が順応します。

アクティブな人はよりアクティブに適した身体になり、あまり動かずに生活をしている人は、あまり動かない状態に適した身体になるということです。

睡眠という状態、とくにノンレム睡眠の間は、脳も身体も覚醒時に比べて能力が低下していきます。この期間を〝休んでいる〟と表現する方がいますが、副交感神経が優位になっている状態と脳波が緩やかに同期しているだけであり、何も特別なことが起きているわけではありません。ですので、先ほど「非常にやる気なく時間を過ごしている状態」と記述したわけです。

その時間帯、すなわち睡眠時間が長ければ長いほど、覚醒時の活動も消極的になり、それが継続した場合、現代人にとって不利益な事態が発生することは想像に難くないはずです。

睡眠時間が長い人ほどウツになる

精神的な側面においても、寝ている間に病気が進行するということは間違いありません。

自己啓発セミナーを受けて、非常にやる気の高い状態で帰宅したとしても、翌日の朝には、別人のような自分に驚いた経験はありませんか？

夜に一大決心をして眠りにつくと、朝にはその決心がどこに消えたのか、二度寝をしてしまいます。このような経験を繰り返すたびに、人は自暴自棄、自己嫌悪に陥り、自分は怠惰な人間だと決めつけてしまいます。

しかし、実際はその怠惰は、睡眠の性質によってつくられた現象です。

翌日の信じられないほどのモチベーションの低下は、GABA《ギャバ》というホルモンが神経伝達物質となることで、眠っている間にアドレナリンやノルアドレナリンといった興奮性のホルモンをまったく受容しなくなる時間があるために起こる現象です。

睡眠時間が長いときほど、やる気がなく日中を過ごすのです。つまり、睡眠時間が長い人ほどウツになりやすいともいえるでしょう。

ショートスリーパーが元気な理由

物事の成功に、モチベーションの維持は不可欠です。ですが、毎日の睡眠のたびにモチベーションがリセットされてしまうようでは、自己研鑽《けんさん》をすることは難しくなります。

ショートスリーパーは、モチベーションが消える睡眠時間を極力少なくすることによって、翌日までモチベーションを高い水準で維持しています。忙しい経営者や活発に活動している芸能人の睡眠時間が極端に短いですが、彼らはそうやって無自覚にモチベーションを維持しているのです。

お笑いの世界の一部では、夜に長時間寝る人は成功しないと言われているそうです。物理的な時間の優劣だけではなく、モチベーションやテンションの維持という点でも、短眠は理に適っていることを知っているのかもしれません。

お笑い芸人といえば、ショートスリーパーとして有名な明石家さんまさんも、２００８年に連載された「ほぼ日刊イトイ新聞」の対談で中学生時代からほとんど寝ないと語っていました。

「睡眠時間はかなり少なかったですねぇ。やっぱり、しゃべるのが好きで、つねにおもしろいことを考えようとしてるから、いっつもテンションが高いんです」

トリプトファンは無意味?

ちなみに、食品のタンパク質に多く含まれ、セロトニンやメラトニンに代謝され、不眠症やウツ病などに効果があるとされるトリプトファンですが、トリプトファンをとることにほとんど意味はないと考えるべきでしょう。

なぜ無意味かといいますと、トリプトファン→セロトニン→メラトニンという流れで状態が変化するのですが、このうちトリプトファンとセロトニンは腸で生成されたとしても、血液脳関門《けつえきのうかんもん》という脳内へ不要な物質を侵入させないはたらきによって、脳まで運ぶことができないためです。メラトニンに変化をするまでにほとんどのトリプトファンは流れてしまっているか、胃液などによって分解されてしまいます。

大切なことは、同じ栄養素やホルモンでも、発生する部位によって大きく効果が変わるということです。脳内のセロトニンは抗不安作用や幸福感が期待できますが、腸内でセロトニンが生成した場合は、腸の動きが活発になり、未消化の食べ物も外へ出そうとするため下痢が引き起こされます。

確かに睡眠不足はストレスを生む

ここまで、寝ないことが精神面に与えるメリットをお伝えしてきましたが、注意していただきたいのは、「眠気を我慢して起きつづけたほうがいい」と言っているわけではないということです。

当然、睡眠不足に陥ればストレスに苦しむことになります。国立精神・神経医療研究センターの研究結果によると、健康な成人男性でも5日間の睡眠不足で抑ウツ状態になったそうです。そもそも調査をするまでもなく、誰でも睡眠不足時に不安やイライラ、ストレスを感じたことがあるでしょう。

睡眠不足の状態で活動しようと試みても、脳は睡眠をとる行為以外すべてストレスと認識するようになってしまいます。脳が、睡眠欲を最も高い欲求と認識することで優先的に選択し、それ以外のあらゆる事象を捨てようとするためです。

大切なのは、睡眠不足と短眠の区別です。眠気を抱えたまま生活しようとしてはいけません。短時間でも眠気をしっかりと飛ばせるショートスリーパーだからこそ、寝ないことで得られる精神面のメリットを享受できるのです。

8

常識 睡眠は長寿に不可欠

真実 寝ないほうが長生きできる

俗説中の俗説なのか？

短眠になって1日の活動時間が増えるぶん、寿命が縮むのではないか、あるいは突然ポックリ逝ってしまうのではないか、という不安を持つ方も多いことでしょう。

2016年1月18日放送のTBS「私の何がイケないの？」において、短眠で活動する芸能人のテロメアを測定した特集がありました。テロメアとは染色体の末端を保護する役割があり、寿命との因果関係が深いとされている物質です。このテロメアの長短が残りの寿命を示しているとする説があるのです。

出演していた短眠の芸能人の場合は、テロメアの長さが一般的な睡眠時間の人と比べて短くなっていました。

しかし、実際にテロメアと睡眠時間が因果関係にあるとした研究結果はありません。

テロメアが短くなるのは、ストレス、栄養のとりすぎ、運動、喫煙など、さまざまな要因がありますが、睡眠時間とテロメアに因果関係があるとは言い切れません。

そもそも、テロメアが短くなると本当に寿命が短くなるのかという疑問もあります。ヒトよりもはるかに長いテロメアを持っているマウスですが、最長でも寿命は3年ほどです。ヒトに関しても、分裂再生しない脳や心筋は、テロメアが加齢にともなって短くならないにもかかわらず、死を迎えます。

むしろ、テロメアはガンと密接な繋がりを持つ、テロメラーゼという酵素と強い因果関係があります。テロメラーゼは、ガン細胞を活性化させている可能性すらあるのです。

睡眠時における命にかかわる疾患の発症可能性

そもそもテロメアが短くなりきるまでにガンや心疾患、肺炎などで亡くなる可能性のほうが圧倒的に高く、こうした血液疾患や、体温の低下が原因で起こる病気については、睡眠時間が長いほうが発症の可能性が高いといえます。

『ゾウの時間 ネズミの時間』（中公新書、本川達雄・著）において、生物にとって心拍回数が遅いほうが寿命に有利で、早いほうが短命になるという理論が語られていますが、心拍の回数が睡眠時間に影響していると仮定しても、1分間の平均心拍数は起きているときに65回、眠っているときに55回です。この数式を当てはめると、1日6時間睡眠の人の心拍回数は約9万回、3時間睡眠の人の心拍は約9万1800回となります。その心拍数の差は100分の2ほどしかありません。3時間睡眠の人が100年生きたとすると、6時間睡眠の人が102歳まで生きられるという範囲です。

また、この計算は天寿をまっとうしたと仮定した場合の計算となります。心拍数と寿命という観点で捉えたとしても、短眠と7時間睡眠で生活することは、ほとんど差がないといえる範囲ではないでしょうか。

あらゆる病気に不利な状態になる睡眠を長くとることは、逆に寿命という点においては、不利にはたらくと考えるのが自然でしょう。

9

常識　睡眠には美容効果がある

真実　睡眠はお肌の大敵

肌荒れやニキビに朝気づく理由

睡眠と疲労、健康との関係についての理屈はわかった。でも、寝不足は肌荒れの原因になるとよく聞くけど――。

そんな疑問をお持ちの女性読者もいらっしゃることでしょう。

やはり美容に気を使われているほとんどの方が、睡眠がお肌にいいと思い込んでいますが、実際には真逆の事態が起こります。

そもそも、肌荒れやニキビの存在に気づくタイミングはいつかを考えてみてください。朝起きて、鏡を見たときが一番多いのではないでしょうか。

先述したとおり、入眠時は非常に多くの寝汗をかきます。そもそも、その寝汗などの水分を多く含んだ枕や布団に顔を埋める行為が肌にいいわけがありません。

3時間睡眠の人だったら3時間でその環境から脱出しますが、8時間睡眠の人は8時間も衛生的ではない環境に皮膚をさらすことになります。また、睡眠時間が長い人ほど枕カバーやシーツを洗濯する頻度が少ない傾向があり（こまめに洗濯をする時間的余裕がないので当然です）、結果、何日も汚れた布に触れることで肌荒れを加速させてしまいます。

当然、お化粧をしたまま眠った人は、化粧負けや化粧かぶれという現象が起きます。眠ることが美容にいいならば、こうしたことが起きるのは明らかにおかしい話です。

スキンケア業界の思惑に乗せられるな

また、睡眠中にターンオーバー（肌の新陳代謝、皮膚の生まれ変わり）が起こるといわれていますが、実際には、全体の80％を占めるノンレム睡眠時には新陳代謝は低下するため、ターンオーバーは起きているときよりも激減しています。

では、なぜここまで睡眠中のスキンケアが流行したのでしょうか。

人はオートメーションに惹《ひ》かれる性質があります。眠っている間に勝手に肌がきれいになっていたり、筋肉がついていることを期待してしまいます。一時期、睡眠学習が流行りましたが、これも同様のニーズに基づいたものでしょう。このニーズと、スキンケア業界の思惑がかみ合ってしまったために、睡眠と美容が繋がることになったのです。

基礎代謝、新陳代謝、排泄代謝がすべて低下

夜の10時や11時から始まるニュース番組のキャスターや、朝早くから生放送が始まるテレビ番組のアナウンサーは、短い睡眠時間で活動されています。また、テレビやメディアの出演数が増えていくたびに、女優やモデルの睡眠時間は確実に削られていきます。

しかし、彼女たちの素肌の状態は悪くなるわけではなく、むしろ売れるほどに、整形疑惑が浮上するほどきれいになっていく人も少なくありません。

睡眠時にお肌が再生される理論や、ゴールデンタイムに眠らなければならない理論では、トップモデルや、毎日が忙殺されるようなスケジュールで活動している芸能人の肌の状態やスタイルがよくなっていくことはまったく説明できません。

睡眠時には、基礎代謝、新陳代謝、排泄代謝といったすべての代謝が低下するため、肌に残留物が残りやすく、またスキンケアなども眠っている間は行うことができません。ですので、睡眠時間が長くなるにつれて肌の状態は悪くなっていくのです。

眠っている間に排泄ができないことも、美容にとっては悪影響となります。一方で、短眠で活動するようになってから、トイレの回数が増えたという女性の受講生がかなりいます。

あのスターたちの睡眠時間

上戸彩さんは透き通った肌や瞳で有名ですが、忙しいときの睡眠時間は2時間以下だったそうです。元AKB48の篠田麻里子さんも2時間睡眠といわれています。体脂肪率1桁《けた》をキープしているGACKTさんも3時間睡眠だそうです。叶姉妹も3、4時間の睡眠時間で活動しているそうです。市川海老蔵さんも舞台が立て込んでいるときの睡眠時間は1時間ほどになるそうです。

筆者や、アスリートでタレントの武井壮さん（テレビ番組で45分睡眠と公言されていました）は1時間以下の睡眠時間ですが、肌の状態を悪く言われたことはなく、むしろきれいと言われることがほとんどです。

また私に関しては、アトピー性皮膚炎だったこともあり非常にデリケートな肌だと自覚していますが、短眠で生活するようになってから、肌にハリと潤いが出るようになりました。45分以下睡眠の今、アトピーの症状はまったくなく、完治したといえます。

アトピー性皮膚炎の症状が悪化しているときに、医師から睡眠時間を確保するように指示を受けていましたが、実際には、睡眠中は静電気や布団内の湿度や高い温度、汗の影響で起床時よりも掻《か》いてしまうことが多く、アトピーの症状が回復することはありませんでした。

もちろん、症状の改善には個人差があるでしょうが、肌が荒れていると感じる方や、アトピー性皮膚炎の方は、観察の視点を変えてみてください。本当は睡眠時間が短いことが肌トラブルの原因ではなく、思わぬことがきっかけで肌トラブルが起こっている可能性があります。

常識 寝る子は育つ

真実 寝ない子は育つ

10

睡眠時間の短い古墳時代の人は高身長だった

「寝る子は育つ」という言葉があります。しかし、さまざまなデータを見るかぎり、むしろ逆の現象が起きています。すなわち、「寝ない子は育つ」。

日本人の身長と歴史を見ると興味深いデータが得られます。

縄文時代、古墳時代、江戸時代、現代と身長の推移を調査したところ、最も高いのは現代であり、次に古墳時代、縄文時代と続き、江戸時代においては平均身長は155センチメートルほどしかなかったといわれています。

多くの人が、食生活や遺伝によって、このような身長になったといいますが、仮にそうであったとしても、江戸時代よりも食糧事情が悪かったであろう縄文時代や古墳時代のほうが長身だったというのは純粋に驚きです。

歴史に見る平均睡眠時間と平均身長

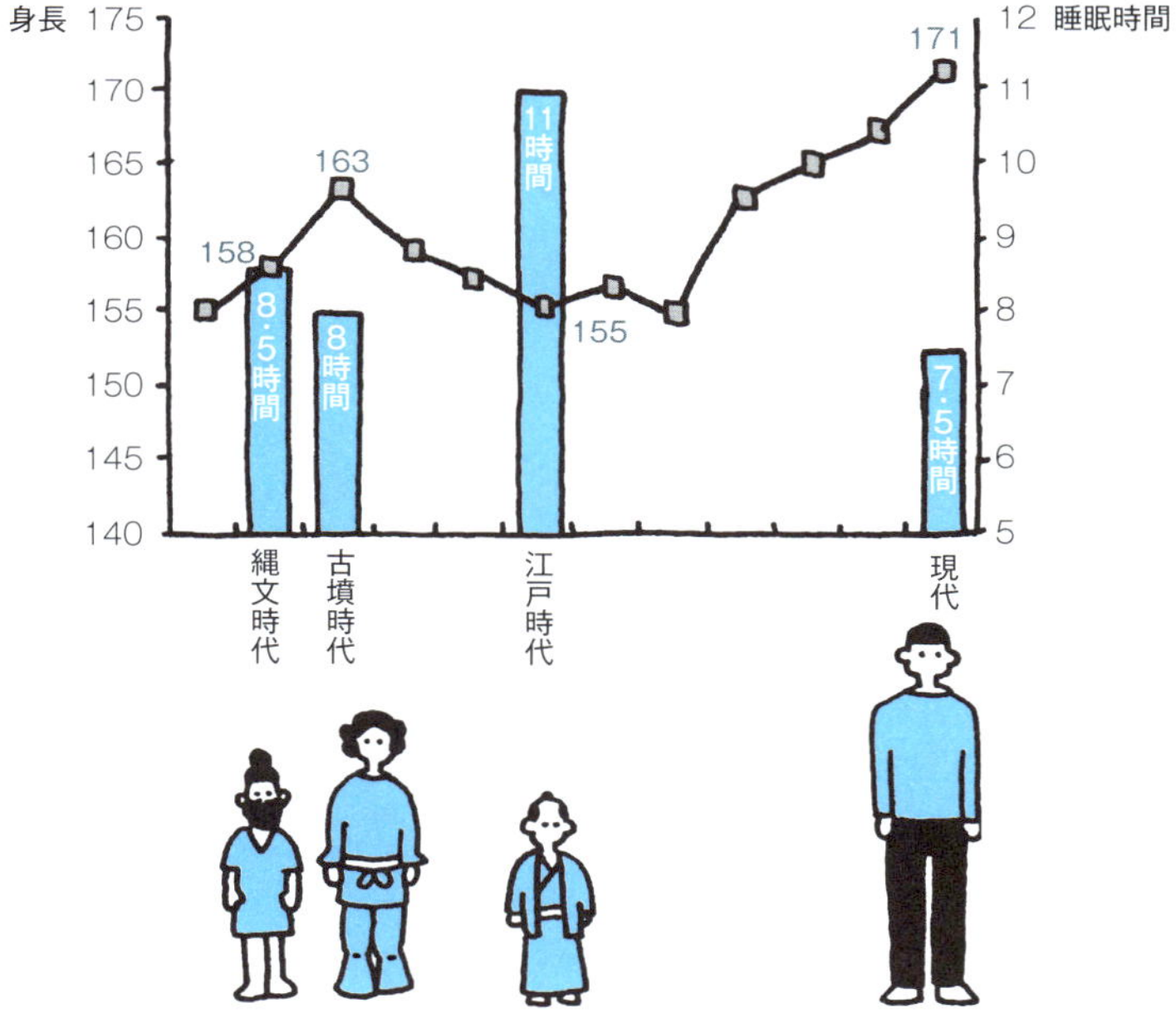

＊『日本人のからだ―健康・身体データ集』（鈴木隆雄・著、朝倉書店）を基に作成。

面白いのは、平均睡眠時間と身長の関係を見ると、平均睡眠時間が短い時代ほど身長が伸びているというデータです。縄文時代は8・5時間睡眠、古墳時代は8時間睡眠、江戸時代は11時間睡眠、現代は平均して7・5時間睡眠といわれています。

江戸時代のなかでも最も安定していた時期、お犬様で有名な徳川綱吉の身長は124センチメートルしかなかったことは有名な話です。

このような事実からも、「寝る子は育つ」という考え方には違和感があり、むしろ寝ないほうが身長が伸びるのではないか、という疑いさえ生じてきます。じつは、生理学的な分析からも、それを裏づける論拠があります。

短眠で〝成長ホルモン〟が増加する——コロンビア大学の研究

約10年前、コロンビア大学で肥満と睡眠不足を関連づけた研究がありました。

その研究結果によると、睡眠不足の人は肥満ホルモンであるグレリンの分泌量が14％増加し、食欲抑制ホルモンであるレプチンの分泌量が15％減少するというものでした。

さて、この研究結果はどのように報道され、受け止められたでしょう。

じつは、報道のほとんどが睡眠不足のときに増えるグレリンというホルモンを〝食欲刺激物質〟や〝食欲増進ホルモン〟と表現しています。一方、睡眠不足のときに減少するレプチンを〝食欲抑制物質〟や〝食欲抑制ホルモン〟と表現しています。

これは非常に偏見に満ちたネーミングです。ほとんどの人がグレリンを調べることなく、「ああ、肥満になる物質が睡眠不足のときに出るんだ」と思ってしまいます。

グレリンとレプチンの分泌値を否定するつもりはありませんが、この数字の捉え方を変えてみましょう。

グレリンとは、〝成長ホルモン分泌促進受容ホルモン〟です。これが睡眠不足のときに、14％アップするということは、本来は栄養の吸収率を上げ、成長を促進する効果があるのです。

飽食ではない国や自然界において、グレリンの分泌は生存に大きく有利になります。このグレリンを肥満ホルモンと表現するのは、いささか乱暴です。

ちなみに、レプチンが食欲を抑制するというのは概ね正しいのですが、肥満の方は逆にレプチンの分泌量が増加することにより、レプチンの受容感度が下がってしまうため（レプチン抵抗性といいます）、実際には多く分泌されたとしてもレプチンの恩恵を受けることができません。

つまり、睡眠時間が短いときにグレリンの分泌量が14％上がるということは、成長につながるという表現のほうが適切です。

ゴールデンタイムの筋トレで効率アップ

肌のターンオーバーやダイエットに効果があるとされる夜のゴールデンタイム。一般的には22時から2時の間を指しています。この時間には、先のグレリンとは異なる、通称GH（Growth Hormone）という成長ホルモンが発生します。また、GHを放出するために必要な、成長ホルモン放出ホルモン（GHRH）はパワーナップ（第4章で詳述）のほぼ全体を占めるレム睡眠時のタイミングにて分泌が促進されるため、もしゴールデンタイムの睡眠中にGHが分泌されるとしても、乱暴な言い方になりますがパワーナップで十分ということになります。

ネイチャースリープ講師陣の5人のデータなので一般化することはできませんが、どの時間帯に筋トレを行うことが効率的かを調べたところ、まさにゴールデンタイムと言われる22時～2時の間は筋トレの効果が上がりやすいという体感がありました。

これはGHの分泌が起きやすい時間に運動を行うことで、成長ホルモンのレセプター（受容器）が増えて、効果効能が得られやすい状態となったからだと考えることができるかもしれません。

睡眠時もGHが出ることで、成長するのではないか？　と考える人もいますが、睡眠時はGHのレセプターが、覚醒時と比べて極小となっています。それゆえ、この状態でGHが大量に分泌されたとしても、受容する量は非常に少なくなります。

これはゴールデンタイムに食事をとると太りやすい（吸収力が上がっている）ということからも容易に想像ができます。

とはいえ、実際には、私は600人以上の3時間睡眠者を育成していますが、体重が増加したという人は2～3人ほどしかいませんし、もともとこの方々は、短眠によって増えた時間を使ってグルメツアーをしたいという希望を持っていたり、「食べるために生きてきた」とおっしゃるような食いしん坊でした。

短眠になっても食事の回数は増えない

短眠になると、そのぶん活動時間が増え、お腹が空いて食事の回数も増えてしまうのではないか？　と思われる方がいらっしゃるかと思いますが、心配ご無用です。

たまに夜更かししたときや、夜中に読書などをしているとき、小腹が空いてきたと感じることがあると思います。じつは、この空腹感は眠気から来るものです。

ある一定以上の眠気が出てくると、身体が空腹のサインを出し、「食事→睡眠」という流れをつくり出します。ですので、夜に小腹が空く感覚というのは、空腹状態ではなく、眠気が出ている状態と捉えるほうが正しいのです。

たとえば、スターバックスなどで作業をしているときよりも、自宅で作業をしているときのほうが、小腹が空いてくることが多いはずです。自宅は安心感、日常感に支配された環境、すなわち眠気の発生しやすい空間のためです。

しかし、短眠を正しい方法で習得すると、眠気をコントロールできるようになり、睡眠へ誘導するための空腹感がなくなります。

活動時間が長いのでエネルギーが足りなくなるんじゃないかと思われるかもしれませんが、複数の医師に確認したところ、そもそも現代の食の問題は、エネルギー不足や栄養不足ではなく「食べすぎによる肥満」であると全員が答えました。

飢えるということ自体が非日常な日本においては、ショートスリーパーになって活動量を増やしたほうが、健康面から考えても経済的に考えても、よい循環を生み出すのです。

常識
睡眠を長くとることこそ正義

真実
世の中の睡眠情報は流した人に利益があるものばかり

11

刷り込みの恐ろしさ

以上、ここまで睡眠の常識を覆し、真実をお伝えしてきました。

睡眠中は現代人にとっては害悪の現象ばかりが起きていることに驚かれたのではないでしょうか。寝起きはウツのような精神状態になりますし、とても運動などできないようなコンディションになっています。必ずしも安全な状況で睡眠をとれない野生世界では、起床時は大きなリスクとなります。

しかし、ここまでお伝えした睡眠の真実を信じてくださる方はどのくらいいるでしょう？　世間では「睡眠を長くとることこそ正義」という風潮が当たり前のこととして流布しており、メディアもこぞってこの論調を支持しています。よって、人は事実を確認することなく、この論調を刷り込むことになります。

もし私にお金があれば、世の中の睡眠情報はひっくり返る

また、情報を得る側も、睡眠時の心地よさを知っているからこそ、何の疑いも持たずに長く眠ることこそ正しいと信じます。仮に睡眠が身体に悪影響を与えるという情報が流れたとしても、ほとんどの人は睡眠の快楽を放棄したくないため耳をふさぐことでしょう。

しかも、こうした人間の「こうあったらいいな」「きっとこうだな」という希望的な予測でしかない「睡眠は健康に不可欠」という考えを、現代の科学はほとんど疑うことなく自明のこととして研究しました。結果、この論調をより強固にすることと引き換えに、いつまでたっても睡眠の本質が解明されない事態に陥っているのです。

メディアや研究機関のスポンサーに製薬会社や寝具メーカーがいることも大きな理由の一つでしょう。もし私の会社が大手企業で、広告に莫大なお金を投資できるのであれば、世の中の睡眠情報はまったく違ったものとなっているはずです。

ともあれ、睡眠の〝常識〟のデメリットを知ったところで、第2章では短眠生活のメリットをお伝えしていきましょう。あなたが想像している以上のベネフィットを得られることをお約束いたします。

第2章

あなたの夢を叶える「寝ない生活」

睡魔にコントロールされる人生からコントロールする人生に

もし、自分の人生から健康的に睡眠という行為を消せる薬が開発されたとしたら、あなたはこの薬を服用しますか?

この質問を、受講生へのアンケートや、ウェブアンケートにて行いました。結果は、短眠を求めている人たちですら、半数以上が薬の服用をしないと答えました。

睡眠という行為が時間の無駄だという人も、睡眠そのものをなくすのは不自由を感じています。たとえば、フライト時間の長い飛行機や、深夜バスなどで眠れない場合は、非常に退屈な時間を過ごすことになります。

また、睡眠そのものの快楽性も大切な要因です。どれだけ短時間睡眠で生活をしている人でも、寝入るときの気持ちよさは何ものにも代えがたいと言っています。

本当に欲しいのは、眠れない状態ではなく、睡眠を自在にコントロールできるようになることではないでしょうか。それこそ、深夜バスなどの退屈な時間はのび太君のようにすぐに寝てやり過ごすことができれば、人生にとってプラスになります。

1日45分睡眠といっている私も、45分しか眠れないのではなく、状況によっては睡眠という行動を選択して眠ることが可能です。もちろん眠らないことも可能ですが、やることがまったくない時間や、起きていることでほかの人に確実に迷惑をかける状況で起きつづけることはただの自分勝手になります。大切なことは出すべきところで睡魔を出し、出すべきではないところでは睡魔を抑制することです。

短眠を習得する前とあとで劇的に変わる世界

私は25歳のときにショートスリーパーとなりました。それまでの人生、1日に平均8時間も寝ていたので、今の睡眠時間から考えると、7時間以上も睡眠に時間を使っていたことになります。

「生まれてすぐ短眠だったらもっと時間を有効に使えたのに」と思うかもしれませんが、私個人の考えとしては、途中から短眠になったほうが、睡眠時間の差から生まれる時間のありがたさ、それを自由に使える喜びが得られます。

日本に暮らしていると食べ物に困る経験が稀《まれ》なので、涙を流しながら手を合わせて

「いただきます」をすることはありません。同じように、はじめから短眠で生活をしている人は、その生活が当然になりすぎていて短眠の恩恵を感じることが難しくなります。皆さんが現在ショートスリーパーではないとすれば、短眠を習得する前とあとの世界を自分で体感できます。睡眠時間が短くなるという変化は、人生における大きな変革のはじまりになるのです。

短眠のメリットがさらなるメリットを生む

短眠を習得する前とあとで感じる生活の一番大きな違いは、時間の可能性の大きさに気づいたことです。

たとえば、旅行に行っても、短眠前までは移動に何時間もかけ、到着したらホテルにチェックインをし、少し観光をしてホテルで夕食を食べて、眠る……という流れでした。短眠になってからは、夜の街に遊びに行き、現地の文化を深く知ることができるようになりました。

また、会社員時代、納期が同じ課題を出されたときに、私以外の人は課題をこなすことに必死になり、課題以外の活動がストップしていましたが、私は日頃のルーチンもこ

短眠によって得られるメリット

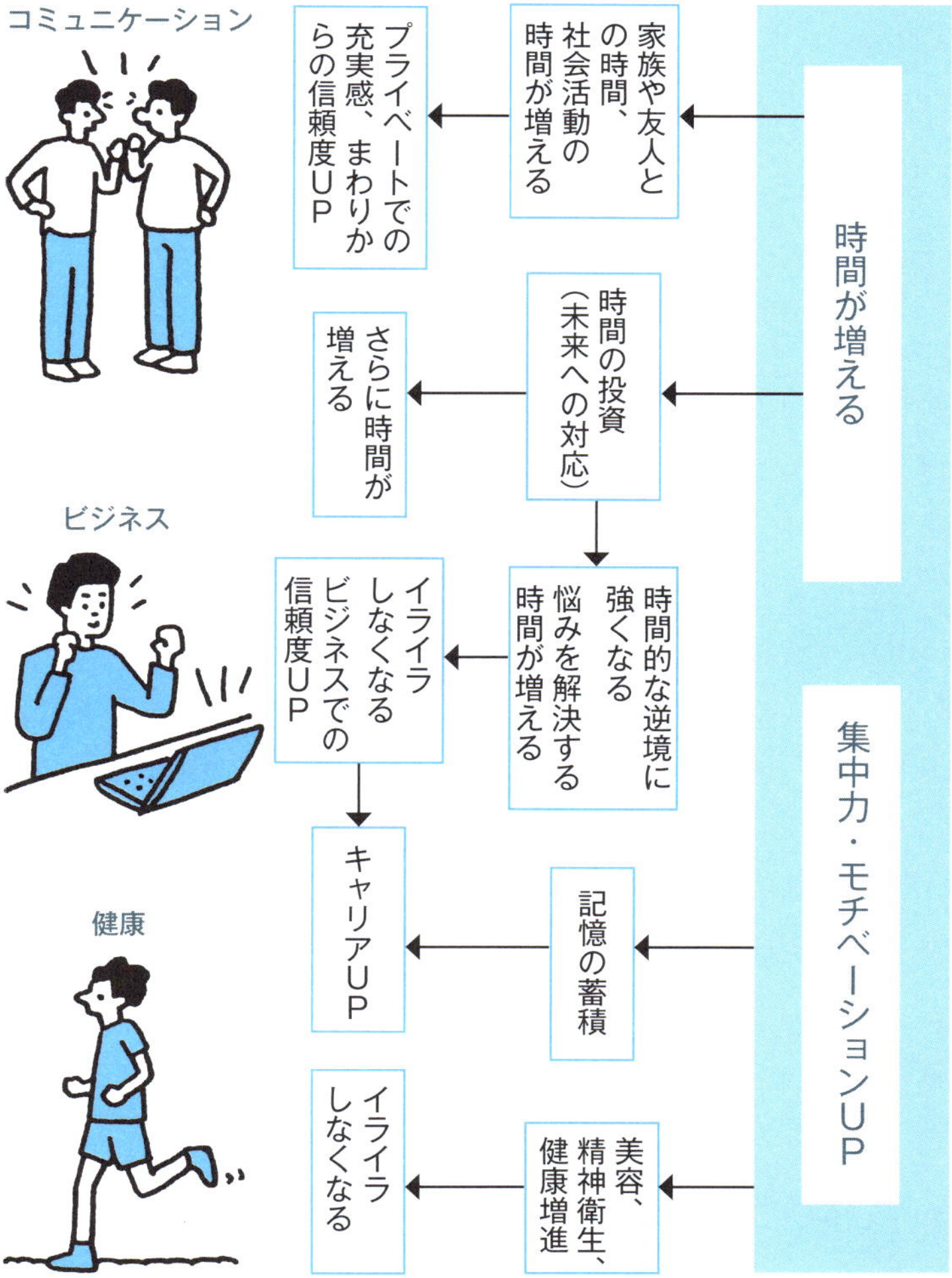

なしたうえで倍の速度で課題を仕上げ、さらに残った時間を使って課題のクオリティを上げました。

職場に遅刻寸前で出社していた習慣が、短眠になってからは一番に出社するようになり、仕事での評価も上がり、社員間のコミュニケーションも円満になりました。

前ページ図は、短眠によって得られるメリットを簡単なチャートにまとめてみたものです。それぞれの段階がすべてメリットであり、かつ「時間が増える」「集中力、モチベーションアップ」という2大メリットを端緒に、コミュニケーション、ビジネス・勉強、健康などの各分野に向かってメリットがメリットを生む流れを理解していただけると思います。きっと、読者それぞれの個別の状況においては、これら以外にも得られるメリットがあるはずです。

もちろん、メリットだけを口で言うのは簡単です。ですので、本章ではその裏づけについてもじっくりお伝えしていきます。

おそらく、あなたが想像している以上に、短眠になることで生活の質が向上したり、新しい発見が広がります。

自由に使える時間が驚くほど手に入る

やはり短眠になると、睡眠時間が活動時間へと置き換わるので、自由に使える時間が増えるというのは誰でもイメージできるはずです。

しかし、その体感まではやってみないことには得られません。

短眠になると、今まで過ごしていた時間感覚とまったく違うものとなりますが、それを象徴的に示す受講生からのクレームがありました。

ある冬の深夜にかかってきた電話の相手がこのクレームの主、中小企業の経営をされており、声が大きい強面《こわもて》の受講生です。

「あ、どうも、堀です。どうされました？」

「どうされましたもクソもあるかい⁉　おい、いつんなったら冬が終わるんや！」

この受講生は冬の寒さが苦手で、ずっと春を心待ちにしていたのです。理不尽ともいうべきクレーム（クレームというよりジョークに近い）ですが、短眠が身につくとそれだけ1日、1週間、1カ月、1年間のサイクルが長くなるのです。

また、まだ短眠を経験したことがない人は、睡眠時間を3時間減らすと、単純に自由に使える時間が3時間増えると考えることでしょう。もちろん、計算上は正しいのですが、不思議なことに3時間どころかその倍近く時間が増えたような体感を得ます。実際、「1日の体感時間が倍以上に増えた気がする」という体験談も少なくありません。

一体なぜなのでしょうか？　あくまで感覚的な問題なので、「コレ」という答えを見いだすことはできません。ただ、理屈としては明らかに間違っているのですが、「減った睡眠時間3時間＋増えた時間3時間＝6時間」と計算すると、この体感について合点がいくかもしれません。

1日6時間増えたとすれば、1週間で42時間、ほとんど丸2日近く人生が長く感じることになります。

本書は3日で書き上げた

ちなみに、私が短眠になったのは、25歳という年齢で、化学機械製作会社にてプラント設計をしていた時代からではありますが、短眠を習得したあとは速読を体得し、武術を習い、新しい楽器に挑戦し、年に数回旅行に行き、新しい人に出会うために日本を飛

ショートスリーパーの１日

【著者の場合】

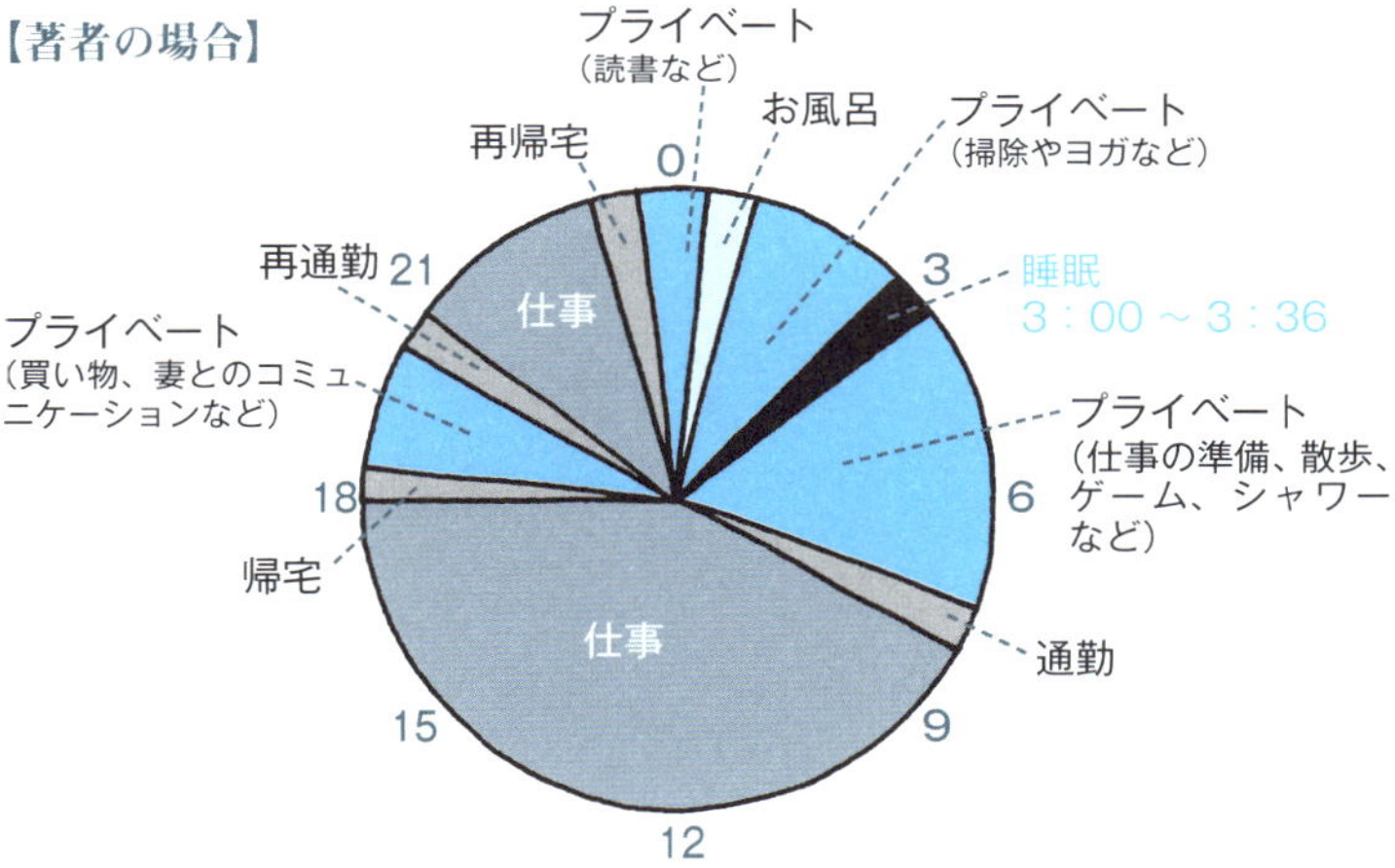

【受講生の場合】

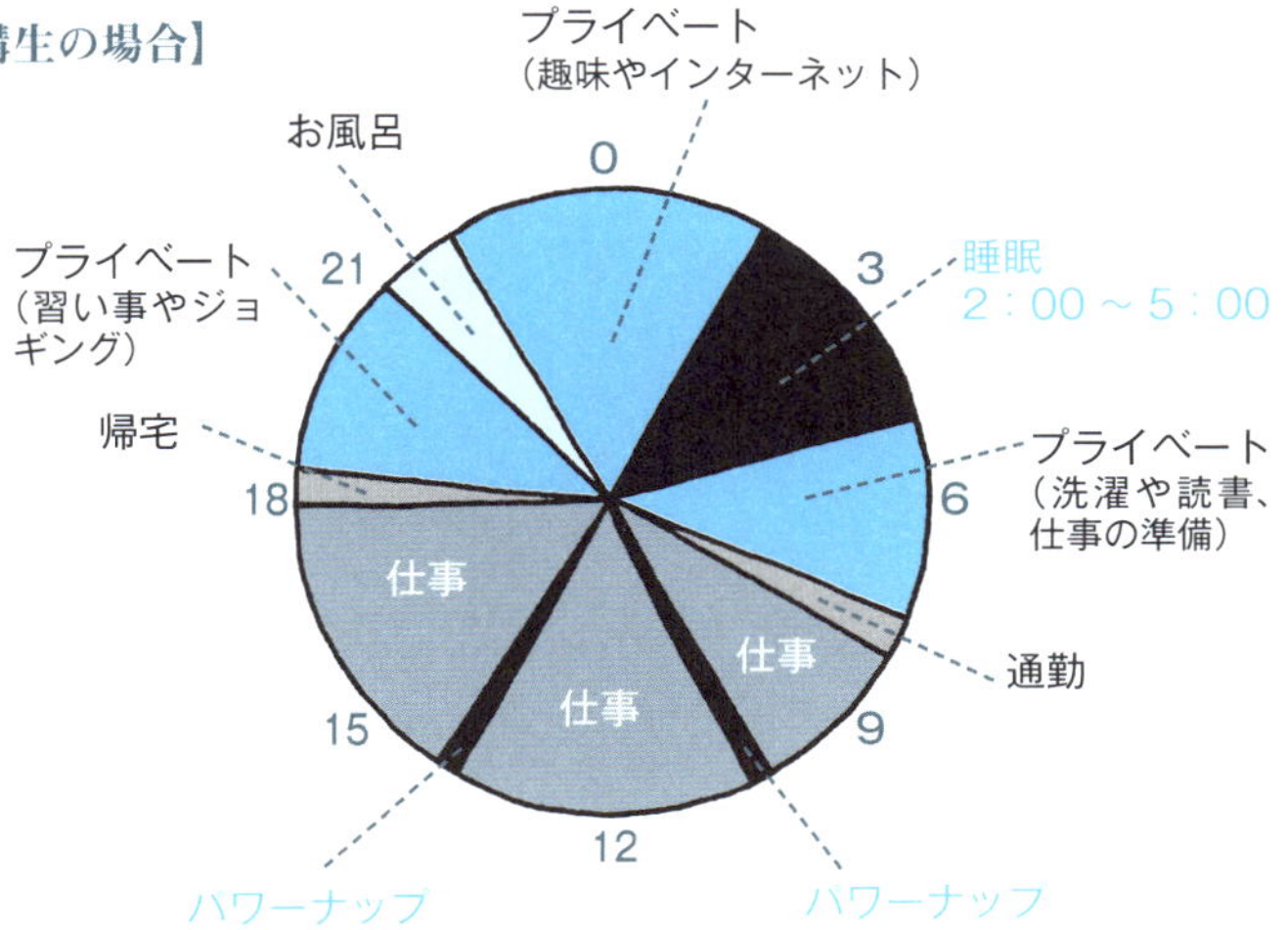

びまわったりと、本当に自分のやりたいことをしてきました。

これは、残業が1日5時間以上あった時代に行っていることです。短眠で生み出せる時間は自由です。この時間を使えば、無限の可能性が広がります。年末に「今年もあっという間に終わるなあ」などとぼやくことはなくなり、「あれ？まだ今年だったの？」と感じられることは、体得した人にしかわからないほどの幸福感があります。

じつは大変失礼な話かもしれませんが、この本は、出版のお話をいただいてから3日間で書きあげたものです。仕事などを行いながら3日で書きあげるというのは、短眠でないと不可能なことでしょう。

時間を投資することで、時間をどんどん増やせる

何をするにしても、生きていくうえで必要なものがあります。それは、お金……ではなく時間です。いくらお金があっても、それを使う時間がなければ宝の持ち腐れです。

投資家はお金を増やすために株や不動産などにお金をつぎ込みます。

しかし、ショートスリーパーになると、未来のために時間を投資できます。その結果何が生み出されるでしょうか？　そう、さらなる時間です。

短眠をしていない人のほとんどは、その日1日の課題を終わらすことに精一杯で、未来のために時間を投資する余裕などありません。

どれだけ素晴らしいコンテンツがあっても、コンテンツを展開するための時間が必要です。また、どれだけ友人に恵まれていても、遊びに行くことも、雑談をすることもすべて時間が必要です。

私が会社勤めのロングスリーパーだったときには、1日16時間ほど働いていたので残業代を含めそれなりに収入を得ていました。そのお金でBMWアルピナを購入したのですが、1年で20キロメートルしか運転できなかったため、翌年には売ってしまった経験があります。

習い事をするために、先生にお金を払うことは容易ですが、そのあとに時間がなければ習い事を習得することは不可能です。

しかし、短眠で自由に使える時間が増えれば、その時間を使ってアナログ作業の代替となるプログラミングを組むなど、さらに作業時間を圧縮させるための時間の投資が可能です。

お金を持っている人が、次々とお金を生み出すように、時間を持っている人は次々と時間を生み出せるのです。

時間は誰にでも平等に24時間

しかも、お金の投資には最初にある程度まとまった種銭が必要な場合がほとんどですが、時間は最初から各人に平等に与えられており、それをどう使おうが本人の自由です。そして短眠さえ習得すれば、すぐにでも時間の投資が可能になります。

今までと同じ生活をしていて、いきなり空からお金が降ってくるなんてことはありません。それと同じように、今までと変わらない生活をしていて、突然時間ができることもありません。時間が足りないと言っている人は、いつまでたっても時間が足りません。

一方、時間にゆとりのある人は、明日以降も時間にゆとりが生まれる行動をとることができるのです。

仕事の付き合いがとことんできる

仕事で忙しいときにどうしても困ってしまうのが、夜の接待や飲み会のお誘いです。溜まった仕事をしなければいけないけどお得意さんだから断りにくい、あるいは行きたいけど仕事を放り出すわけにはいかない……。同様の経験は誰もがしていることでしょうが、ショートスリーパーになればそんな悩みはなくなります。

ショートスリーパーのビジネスマンは、朝一番に出社したとしても、夜の会合に参加します。受講生の1人で、夜中飲み歩いて早朝に始発で帰宅したとしても、同日朝、誰よりも早く出社して仕事をする経営者がいます。

飲み会の席で商談を行い、翌朝には先ほどまで一緒だった取引先にお礼のメールを打つそうです。この経営者は短眠を習得してから、営業成績が前年までとは比較にならないほど伸びました。

また、離職率も2015年には0になったそうです。離職率と短眠にどんな関係があるかと思うでしょうが、想像してみてください。朝まで一緒に飲んでいた社長が、同日朝に誰よりも早く出社して、お客様に誠実な対応をしているわけです。社員も見習わないといけないと思い奮起しますし、信頼関係も向上します。

ちなみに、「そんなにまわりのために行動する気はない！」という冷めた人も、短眠になって朝快適な生活をおくるようになると、早い時間に出社しようと思いはじめるものです。これは会社勤めをしている受講生のほぼ全員が語っています。

早朝出勤すると、その分残業時間が減るのはもちろんですが、今まで人がたくさんいるときには見えなかったものに気づくようになります。ほかの人が持っていない視点を手に入れることは、ビジネスにおいて非常に大切です。同僚からの信頼度も上がり、非常に良い人間関係が構築されていくことになります。

驚くほど集中力が上がる

「時間が増える」と双璧《そうへき》をなす短眠のメリットとしてお伝えしたいのが、「集中力・モチベーションアップ」です。

「え!?　寝不足になると集中力が下がってしまうのではないか？」と思われるかもしれ

ませんが、そのとおりです。間違っていません。しかし、7時間睡眠でも寝不足になる人もいれば、3時間睡眠でも寝不足にならない人もいます。第1章でもお話ししましたが、「睡眠時間が○時間以下だと睡眠不足になる」といった定義はないのです。

ショートスリーパーとは、睡眠時間が一般的な平均睡眠時間よりも短時間で、そのうえ寝不足にならずに活動できる人のことを指します。

では、ショートスリーパーとロングスリーパーでは、どちらのほうが集中力が高いと思いますか？

じつは、ショートスリーパーのほうが、圧倒的に集中力が高くなります。

レム睡眠中には、集中力に必要なセロトニンやノルアドレナリンといったホルモンの受容感度が0になります。

また、レム睡眠中は起床後にも影響するくらい集中力を阻害するホルモンが発生しています。長時間眠ってから起きた直後に集中力が最高になるといったことは起こりえません（昼の短い仮眠は例外ですが）。

一般的にも、起床後3時間経過しないと頭がはたらかないといわれていますね。私は高校受験のとき、「試験がはじまる朝9時にピークをもっていくために、6時前には起きなさい」と担任の先生にアドバイスされたことがあります。この寝起きに頭のはたらかない感覚は、睡眠を長時間とることで顕著に発生します。

ショートスリーパーは幸福度も高くなる

ショートスリーパーは睡眠によって引き起こされる集中力低下にさらされる時間が少ないので、ロングスリーパーよりも集中力が発揮されます。

また、幸せホルモンと呼ばれるセロトニンや、やる気のホルモンである甲状腺刺激放出ホルモンなどのステロイドホルモンも、睡眠時間が短い人のほうが圧倒的に受容します。その結果、ショートスリーパーになると同じ物事から得られる幸福感や充実感が非常に多くなります。つまり、モチベーションもアップするというわけです。

寝ないことで記憶力をフル活用できる

時間が増え、かつ集中力とモチベーションがアップすると語ると、次のような反論が決まって出てきます。

「寝ている間に記憶が整理されるから、きちんと睡眠をとったほうがいいのでは？」

確かに、これも世間でもよく言われていることですね。もし、この言説が本当であれば、私のようなショートスリーパーほどもの覚えが悪く、知識量が少ないということになります。

しかし、短眠でも長時間睡眠と同程度の記憶の整理はできますし、日中の行動時間が多いほど、そのぶん記憶が蓄積されるという実験結果があります。したがって、勉強時間が多くなるショートスリーパーのほうが、圧倒的に記憶力が向上します。

そもそも、睡眠中に記憶力が上がるといっても、「情動記憶」が優先になります。情動記憶とは、たとえばディズニーランドに遊びに行ったときに感じた〝楽しい〟という感情の記憶です。ディズニーランドの中でどのような遊びを、何時にしたといった細かい記憶はあまり強化されません。

そして、「情動記憶」の次に強化される記憶が、「非宣言的記憶」といわれる運動やリズムの記憶です。リズムやメロディは覚えているけど、歌詞が思い出せない、ということは誰にでもあると思いますが、このリズムやメロディの記憶が非宣言的記憶であり、歌詞の記憶は宣言的記憶、いわゆる〝試験で使う記憶〟になります。

つまり、多くの人が渇望する勉強によって得た知識を定着させる記憶力の強化は、睡眠中は微々たるものです。

記憶に大切なのは「反復」するための時間

冒頭の言説を検証する際に見落としてはいけない大切なことがあります。

それは、「記憶の元となる記憶がないと記憶を溜めようがない」ということです。だから、まったく勉強せずに遊び呆け、寝てばかりいるのび太くんのテストはいつも0点というわけです。

物事を記憶する際の重要な原理に「上重ね」があります。これは、古い記憶を忘れることなく新しい記憶を蓄積することです。この上重ねの能力は反復することで強化されるので、時間が増え、その結果反復回数も増える短眠は記憶力の向上に有利なのです。

「反復」は退屈といったイメージがあるかもしれませんが、じつは人間は、適度な繰り返しであればさらに集中力が高まります。千羽鶴を折るような単純作業の繰り返しでも、いつの間にか無心になって折りつづけることがあります。同様に、勉強においても集中力が高まり、記憶がどんどん蓄積されることになるのです。

さらに、ショートスリーパーはさまざまな成功体験や失敗体験をロングスリーパーよりも圧倒的に積み上げられるので、自分に合った記憶法を見つけることができます。その結果、地力の記憶効率が向上し、ほとんど神頼みまがいの睡眠による記憶力の向上にあまえる必要がなくなるのです。

睡眠での記憶の定着に期待をする人は、自分に言い訳をしたり、あまやかしてしまう危険性とつねに隣り合わせであることを忘れてはいけません。つまり、しんどくなってきたときに、もう寝ようかな、あるいは起きつづけて勉強しようかな、という2つの感情を天秤《てんびん》にかけたとき、「まあ、睡眠は記憶力向上にいいというから寝よう」と、都合よく眠る許可を自分に出してしまうわけです。

資格をとってキャリアアップ——医学部、宅建、早大大学院

実際に、短眠になってから学習効率が上がり、驚くべきほどの短時間で試験に合格した受講生がたくさんいます。

最低でも合格に5000時間の勉強が必要といわれる国立大学の医学部に約1500時間の勉強で編入合格した32歳の受講生もいますし、2015年度から難易度が格段に

高くなったといわれる宅建（宅地建物取引士試験）に1カ月ほどの勉強で合格した2名の受講生もいます。また、早稲田大学大学院の試験にわずか2カ月の勉強で合格した受講生もいます。

受験や資格試験を受けるにあたって最も大切なことは、いかに短い期間で、長時間勉強を行えるかです。人は、せっかくがんばって覚えた単語や文法なども、日に日に忘れていきます。

しかし、短眠であれば忘れる前に復習もできます。代表的な記憶法として、チェーンのように言葉と言葉、イメージとイメージを関連づけて覚える方法がありますが、この記憶法に倣えば、短眠であれば睡眠によって長時間チェーンを途切れさせることなく、知識をつなぎとめておくことができるようになります。

短眠で夫婦円満

「短眠になって、家族との時間が増えました！」というご報告をたくさんの受講生からいただきます。

たとえ仕事の時間を手に入れたいという目的で短眠を習得した人でも、必然的に仕事以外の時間も手に入ります。

「仕事のために短眠をはじめたつもりが、家族サービスの時間も増えて、今まで仕事に反対だった妻が理解をしてくれるようになりました」という報告もありました。

夫婦円満にもつながるわけですね。

週末、家族との約束があったにもかかわらず、仕事が終わらなくて休日出勤していた受講生が、短眠になってから集中力が上がり、残業や休日出勤をほとんどしなくなったと喜んでくださいました。

短眠は、お金や活動量だけではなく、視野が広がることで信頼関係や相手を敬う気持ちが出るなど、ＱＯＬ(quality of life)を上げることができます。

趣味が増えて友人も増える

大した目的も持たずに睡眠時間を減らすだけだったら誰もモチベーションが続かないでしょうが、趣味に没頭する時間ができる→趣味の幅を広げられる→友人が増える→友人と遊ぶ時間が増える……といった、手に入るものが想像できると、とたんに短眠生活は楽しくなります。

自分だけの時間に使うとしたら、短眠で得られる時間は長すぎます。「そんなに時間ができて何するの？」という質問を非常に多くいただいていますが、質問者はきっと自分自身で使う時間だけを想像しているのでしょう。

誰かと一緒に行動する時間や、誰かのために時間を使うと考えると、どれだけあっても足りなくなります。また、趣味や仕事も、突き詰めていくと楽しくなっていきますし、ほかの人と差別化されるほどのクオリティともなれば、周囲や世の中に認められる感動も手に入ります。

時間の使い方は自由といいますが、普通に生活している人に、自由な時間がどれほどあるかです。また、自由時間や休憩時間に、「次は◯◯をしないといけないのか……」であったり、「明日のプレゼンは……」といった形で、見た目はゆっくり休んでいるように見えても、実際に頭はほとんど休めていないことも少なくありません。

このように自分自身の生活でいっぱいいっぱいの人が、友人など自分以外の人のために時間を使うのは至難の業です（だからこそ、少しでも自分のために時間を使ってくれることに人は感動するのですが）。

対人関係で最も必要なものは、日々の時間の余裕ではないでしょうか。誰も余裕がない人に近づこうとはしないはずです。友人の多さや視野の広さは、人生を楽しむうえで非常に大切な要素です。

イライラすることがなくなり性格が穏やかになる

短眠は美容や健康にいいというのは第1章でもお伝えしましたが、精神衛生にも効果を発揮します。

多くの人が睡眠時間を減らすと、ストレスが溜まってイライラすると考えていますが、それは大きな間違いです。ショートスリーパーは7時間睡眠で生活している人たちとは比べ物にならないほど穏やかな生活をしています。

短眠で時間や人間関係に余裕が生まれるので、「あんなことくらいでイライラしていた自分が信じられない」と思うくらいに、イライラがなくなります。

イライラすることの要因の一つに、「わからない」という感情があります。

たとえば、コンピュータのバグや、いっこうに泣きやまない赤ちゃん、異性の感情など、自分にとって理解できないことは、たとえ瑣末《さまつ》な出来事だとしてもイライラすることが多くなります。

しかし時間に余裕が生まれることで、「わからないなら調べよう」という発想が自然と生まれてきて、冷静な話し合いや対応を行うことができるようになります。

毎日、満員電車に乗ってイライラして通勤していた会社員がショートスリーパーになったことで、通勤時間を1時間前にずらしてラッシュに巻き込まれなくなり、その間に読書や資格の勉強時間を手に入れることができました。

子どもに対する接し方だけでなく、イライラが少なくなったことで、料理や掃除にも意欲的になった新米ママ受講生もいます。

時たま、「凡事徹底」というルーチンワークを自分に課している人もいますが、そういう人は突然の電話や、急なお願い事が入ってペースを乱されると、とたんにイライラするものです。しかし、ショートスリーパーになれば、約7割のタスクを午前中に終わらせるため、他人からの突然の依頼などにもイライラせずに対応できます。

このように、いい意味で別人といわれるほど、性格面においても短眠で得られる変化は大きいものになります。

逆境に強い精神が手に入る

逆境という状況は誰も望んでいないものですが、深刻度の程度の差こそあれ、生きていれば誰にでも必ず訪れるものです。そうした状況に置かれると、ついスピリチュアルに傾倒したり、「プラス思考こそ最強」とばかりにマイナス面にフタをしてがんばりすぎる人がいます。

しかし、短眠はこの逆境に対しても、時間的な側面、そして生理的な側面から考えて有利になります。

そもそも逆境に負けてしまう原因として、逆境に対峙《たいじ》する時間が少ないということがあります。膨大な時間が手に入るショートスリーパーは、ロングスリーパーが逆境と思っていることを逆境と感じないこともあります。

たとえば、1週間後に提出しなければならない課題に対して、一方は1週間もあると捉え、一方は1週間しかないと焦ります。将棋や囲碁と同様、そもそも持ち時間が少ないこと自体が、すでに逆境と直結しているのです。

ストレス耐性も手に入る

さらに、逆境という状況はストレスに対する耐性も必要になります。

しかし、睡眠時間が長い人は、レム睡眠時に出るGABAというホルモンによって、ストレスに対する耐性が下がります。逆に睡眠時間が短い人はGABAにさらされる時間が少なくなるため、精神的に打たれ強くなります。

一般的にGABAには「リラックス効果がある」と言われることが多いので、「あれ？」と思われる方もいらっしゃるかもしれません。しかし、GABAのリラックス効果というのは、物事への反射が抑制された状態になることであり、「ストレス耐性が上がる」とはイコールではありません。「ストレスへの感受性低下」「ストレスへの対応力低下」とするのが適当です。

逆境に立ち向かうには、やる気ホルモンであるステロイドホルモンが必要なのですが、GABAが発生してしまうとその作用は弱まり、プレッシャーに圧殺されることになるのです。ちなみに、GABA入りのサプリメントなどが販売されていますが、体外からのGABAの摂取は神経伝達物質とはならないので、ほとんど効果が期待できません。また、GA

BAの多量摂取は健忘を招くことが確認されています。

ボランティア活動や社会貢献をしたくなる

ショートスリーパーになると、「時間が余ってしまう」という、多忙な現代社会では考えられない悩みが出てくることもあるでしょう。このときに、ロングスリーパーに戻ることも可能ではありますが、睡眠による健康への負の影響を考えると、あまりオススメしませんし、実際ほとんどのショートスリーパーは戻りません。

結果として、自分のためだけに時間を使うと余るので、今まで見向きもしなかった街のゴミ拾いといったボランティア活動に参加したり、友人の署名活動に協力するなど、社会貢献活動に力を入れるショートスリーパーも少なくありません。

睡眠時間が短くなることで、行動を抑制するGABAというホルモンの影響も少なくなるため、活動欲求が高くなります。受講前はオンラインゲームばかりで、7年間引きこもり生活をしていた受講生が、受講後3カ月で仕事をはじめるといった変化もありました（受講をはじめた目的はオンラインゲームで〝24時間活動する神〟と呼ばれたかった、というものです)。

また、人は活動時間が増えると必然的に、お金を稼ぐか、お金を使う頻度が上がります。お金を稼ぐことも、使うことも経済活動として社会貢献しているといえます。このように、ショートスリーパーになることで社会に貢献できるようになります。

短眠はまわりの人にとってもメリット

自分自身が短眠で生活できるということは、まわりの人にとっても有益なことばかりです。

コピーライターをしている受講生は、翌朝までにＨＰの原稿を仕上げてほしいと前日の夜に言われたことがあるそうです。普通に考えたら無謀な納期なのですが、その受講生は翌朝までに無事に仕上げました。その後も、クライアントからの無理難題に早いレスポンスで対応することで、売上を格段に伸ばしています。

遠距離恋愛をしていた受講生は、付き合っていた彼女が風邪で寝込んだときに、仕事が終わってから車で2時間かけて彼女の家に行き、それから料理や洗濯、掃除をし、翌朝また2時間かけて車で帰宅し、すぐに身支度を整えて出社……という行動を平気でしていました。

「時間は自分自身のためだけに使う」という観念が外れると、さらにショートスリーパーの行動の幅は広がるのです。

ショートスリーパーになってまでやりたいことがないという人も、いざ短眠を習得すると、他人から頼られる喜びや、行動に驚異的な広がりを感じることで、自然と活動時間が長くなってきます。

見えなかった世界が見えるようになる

そもそも、ショートスリーパーになったからといって、本当に自分は勉強するのかな？　本当に社会貢献なんてするのかな？　と思っている方も多いことでしょう。実際、ショートスリーパーになる前は、ここまで書いてきた短眠のメリットと自分がショートスリーパーになってからの生活を重ねることは難しいかもしれません。

ですが、同じようなことを言っていた受講生の多くが、自分では想像していなかったほどの変化を体感しています。

自分自身の生活の地平の向こうにショートスリーパーの世界があるのではなく、ショートスリーパーになると、世界が反転してまったく違う形に変わるという表現のほうが正しいでしょう。

インターネットやアイフォンの登場で社会にイノベーションが起こったように、短眠によって自分の中でイノベーションが起こり、世界の見え方が違ってきます。

本当に身近な家庭の中でも驚くほど世界は変わりますし、職場の見え方も、自分自身の見られ方もまったく違うものになります。同じ人と付き合っていても、まったく違う側面が見えるようになりますし、見えなかった世界の変化をあげていくとキリがありません。

はじめは自分自身だけが、この変化を得られたことに満足していたのですが、受講生や、短眠を教えた友人の変化を何度も見るごとに、多くの人とこの変化を共有したいと考えるようになりました。

このように自分自身が普通の睡眠時間で生活するよりも圧倒的に速い速度でどんどん成長してどんどん変わっていく体感こそが、短眠で得られる最も大きなメリットかもしれません。

第3章

実践！短眠への近道

短眠カリキュラムの絶対に守らなければいけない注意点

第3章から、短眠カリキュラムについてお話ししていきます。

短眠達成まではぶっ倒れるような睡魔に襲われたり、苦行のようなことをさせられるのではないかと心配しているかもしれません。しかし、まったく恐れる必要はありません。事実、小学2年生の子どもでも習得できたほど簡単です(むしろ、マインドブロックが少ない小学2年生だから簡単にできた、とも言えますが)。

ただし、具体的な内容に入っていく前に、注意すべき点を4つお伝えしておきます。

このカリキュラムは簡単すぎるので拍子抜けしてしまうかもしれません。それゆえ、一つひとつのステップの価値をあまく見ないでほしいのです。よりシンプルに、より効果を最大限に引き出すために、18歳のころから完成までに10年以上の歳月をかけて研究し、開発した短眠への最短ルートです。

4本足の椅子から足を1本取ってしまうだけで椅子は倒れてしまいます。同様に、シンプルゆえに、たった一つの注意点を蔑《ないがし》ろにするだけで望む効果は得られなくなります。

◎当たり前のことを当たり前にやる。

「そんなの知ってるよ」という素直ではない挑み方では長続きしません。必ず本書に書いてあるとおりに愚直に実践してください。

◎ルールは必ず守る。

ルールを一度破ってしまうと、つねに「ルールを守るか」「ルールを破るか」という選択肢が目の前をちらつき、集中力を下げてしまいます。できることなら法律と同じように、破ってしまうと罰則があると思うくらいの緊張感を持ってください。

◎ほかの短眠法を求めない。

もし、本書で解説するカリキュラムを完全に行ってもうまくいかなかった場合、残念ながら代替となる方法はありません。つい、別の方法を探したくなるかもしれませんが、これ以上に最適化されたカリキュラムはないと断言します。ほかの方法が救ってくれると思わないでください。

◎うまくいかない場合は(社)日本ショートスリーパー育成協会に相談する。

もし、ルールを破ってしまったという人やどうしてもカリキュラムが自分と噛み合わないという方は、睡眠状態が現状より悪化してしまう前に、なるべく早く(社)日本ショートスリーパー育成協会までご連絡ください。スポーツや料理のように、本で読むよりも、エキスパートから直接指導されるほうが回り道することなく身につきやすいからです。

誰でも短眠は可能

いままで短眠の指導を行ってきて、カリキュラムどおりに実践された99%の人が3時間以下の短眠となっています。この中には、もともと10時間以上眠っていた人もたくさんいます。

逆に長時間眠ることも可能です。私も活動を完全に抑制されている深夜バスなどでは、のび太くんよりも速く眠ることができ、目的地に着く直前に目を覚ますことができます。

人間以外の生物は余暇時間に相関して睡眠時間が長短します。ずっと短眠で生活しないといけないということはなく、短眠で生活しなければならないときには短眠となり、長時間の睡眠が可能なときは長時間の睡眠を行うといった、睡眠のコントロールができることが理想ですし、目覚まし時計がない文化で生きる人々や、睡眠と自分の命との関係性がより深かった太古の人間は誰もがもともと睡眠のコントロールができる能力を持っていたのではないかと推察できます。

そして、誰でもその能力をもう一度復活させることができるのです。

簡単に習得できないこと自体がおかしい

短眠とはもともとの人間の眠る力、起きる力があれば誰でも可能です。

人間は母親のお腹の中にいるときから睡眠をしています。睡眠の状態自体を体現していただくことに努力や特別な技術は必要ありません。睡眠時間が短いだけである短眠も同じです。

「術」や「技」ではなく、きちんとした知識とカリキュラムがあれば、皆さんが考えているような厳しい訓練や修行、決まり事などなくても習得できるものです。

もちろん、まだこの段階では短眠の習得が簡単だということを、信用できない方がほとんどではないでしょうか？

世の中には、「4時間だから短眠」や「3時間こそ短眠」といった考えがありますが、6時間睡眠でも人によっては短眠なのです。そして誰しもが、6時間でも3時間でも、自分の望む睡眠時間で生活していけるのです。

騙《だま》されたと思って、最後まで楽しんで読み、実生活に取り入れてみてください。仮に騙されたとしても、睡眠に対する新しい知見がたくさん手に入るだけで、今までと変わらない生活を続けられます。しかし、もし本当に私の言うとおり、睡眠時間に束縛されない生活ができるようになるのであれば……。

自分の人生をどのようにもコントロールできるようになると思いませんか？

そしてぜひ、皆さんにそうなっていただきたいと私は思っていますし、できるようになると確信しています。


前置きが長くなってしまいましたが、いよいよショートスリーパーになるための具体的なカリキュラムをご紹介いたします。

第1ステップ　睡眠の既成概念を取り払う。
第2ステップ　短眠習得のための習慣を学び、実行する。
第3ステップ　自分の理想の短眠時間と行動を設定、調整する。
第4ステップ　睡眠時間を1時間短くして7日間継続。

短眠達成までの期間は人それぞれでしょうが、私は受講生に2カ月間を目安として挑戦していただいていますし、決して無理があるとは思っていません。ただし、不誠実な発言をするつもりはありませんが、本書のステップをご自身で行う際は自己責任でお願いいたします。

集中力や注意力などの問題ではなく、普段睡眠をとっていた時間を活動時間にすることで、当然ですが、さまざまな物理的事象に遭遇する機会が増えます（よいこともあれば、最悪な場合は事故など）。1日2時間ジョギングをしている人は、1日30分の人よりもお金を拾う可能性は高まりますが、犬の糞を踏む可能性もまた高まります。要はそういうことなのです。

受講生の中には、周囲から誤字脱字すら睡眠時間のせいにされた人もいますし、自動車の運転中、信号で停止しているときに後ろから衝突されたことすらも短眠のせいと言われた人もいます。歩道のちょっとした段差にヒールを引っ掛けたことまで短眠のせいだと言われた女性までいました。

自分自身の身に起こることが、必ずしも睡眠のせいではないという自覚を持ったうえで、短眠カリキュラムに挑戦するようお願いいたします。

第1ステップ　睡眠の既成概念を取り払う

自分の睡眠の常識を壊す

短眠に挑戦するにあたって、まず第1ステップでは睡眠に対する常識を取り払わなければなりません。

第1章を中心に、すでにここまで睡眠の害悪についてさんざん書いてきましたが、まだすべてを理解できない、あるいは理屈はわかるけど信じたくない、うさんくさい、という気持ちをお持ちの方も多いと思います。

しかし、それで大丈夫です。素直な気持ちで、自分にとっての睡眠のイメージを出せるだけリストアップしてみてください。

参考までに、これまでの受講生があげたリストの中から主だったものをチェックシート仕様にしてまとめてみました。あなたが正しいと思う睡眠の常識にチェックを入れてみてください。チェックを入れたものが、あなたが抱いている睡眠のイメージです。

□睡眠を長時間とらないと身体に悪い。
□睡眠を長時間とらないと肌荒れやニキビなど、美容に悪影響が出る。
□睡眠をとらないと疲労が回復しない。
□7時間睡眠が一番身体によく、長生きできる。
□日中眠たくならないように、夜はきちんと睡眠をとらなければいけない。
□睡眠不足のときは長時間眠らないといけない。
□ウツの症状を改善するためには、きちんと睡眠時間を確保しなければならない。
□睡眠によって日頃のストレスが解決する。
□短時間睡眠では心身ともに本来のパフォーマンスを発揮できない。
□目覚めがよくないのは、90分周期で起きていないから。
□短眠の講師よりも製薬会社や医師の睡眠理論が一番信用できる。
□風邪をひかないために、もしくは風邪を治すためには睡眠が必要だ。
□日中たくさん活動したときは、疲れがとれるまで眠らなければならない。

□やる気が起きないのは睡眠時間が足りないからだ。
□寝る子は育つ。
□集中力が下がる主な原因は睡眠時間が足りないからだ。
□記憶の整理をするために睡眠時間の確保が必要だ。

マインドブロックを外す

さて、前項のチェックシートにいくつチェックが入ったでしょうか？　すべてでしょうか？　あるいは2つ、3つといったところでしょうか。

いずれにせよ、チェック項目はすべて間違いです。本書の第1～2章において否定したはずです。それでもチェックを入れてしまったあなたは知識不足、というよりはマインドブロックが強いということです。

知識不足の状態、あるいはマインドブロックがある状態で短眠にチャレンジしてしまうことは、ブレーキを踏みながらアクセルを踏んで進もうとしていることと同じようなものです。

「短眠生活をしている」と身近な人に打ち明けたときのことを想像してみてください。

何と言われるでしょうか。

おそらく、ほぼ100％の確率で「それって危なくないの？」と言われると想像しているのではないですか。短眠にチャレンジする際には、そうした場面で理路整然と言い返せるくらいの理解と知識が必要です。なぜなら、「それって危なくないの？」と言っているのは、もう一人のあなたであり、マインドブロックそのものだからです。

なお、正しい知識については、本書にすべて記しています。チェックしてしまった項目だけでも、この時点で見直しをし、腑に落とした状態で第2ステップに挑んでください。

第２ステップ
短眠習得のための習慣を学び、実行する

カリキュラムの肝

短眠習得のためにはいくつか具体的なルール、習慣があります。第2ステップではそれを頭に叩き込み、短眠チャレンジ中は必ず守ってください。

毎日の習慣ということもあり、このステップはカリキュラム全体の中でも非常に重要です。ここでは、それぞれの概要を端的に列挙いたしますが、第4章でさらに詳しくお伝えします。

習慣① 二度寝やスヌーズ機能使用の禁止。

二度寝をすると、本来備わっているはずの起床を促すホルモンが出なくなります。

朝、起床がつらい人ほど、生活リズムを180度変えるようなつもりで、二度寝や目

覚まし時計のスヌーズ機能を使わないと決断してください（第4章で詳述します）。

習慣② 自分の睡眠を記録する。

社会評論家の岡田斗司夫さんがベストセラー『いつまでもデブと思うなよ』（新潮新書）で紹介したダイエット法「レコーディング・ダイエット」（食べたものと摂取カロリーを毎日記録しつづけることで食生活の改善につなげるダイエット法）の要領で、毎日の自分の睡眠時間を記録してください。

何時に寝て何時に起きたのかはもちろん、入眠時の感覚や、寝起きの状態、日中の活動記録などもつけると、自分の活動と眠気や睡眠時間との関係性を分析し、改善することができます（第4章で詳述します）。

習慣③ 起床時間を固定する。

入眠時間を固定するよりも、起床時間を固定することが大切です。7時に起きると決めたら、何時に寝ようが7時に起きるのです。生活のリズムが整いやすく、感情の揺れも抑えられます（第4章で詳述します）。

習慣④　1日1回はパワーナップをとる。

パワーナップという仮眠法をご存じでしょうか？

パワーナップとは、夜の睡眠（本眠）とは違い、昼に眠気を感じたときに15分程度とる仮眠のことです。睡眠に〝質〟という概念はないとお伝えしましたが、パワーナップに関しては短時間で眠気をとるための効率が期待できます。日中の一度のパワーナップが、本眠の1時間半分にも匹敵する睡眠効率を発揮することも珍しくありません（第4章で詳述します）。

習慣⑤　眠る前にストレッチをすることを習慣にする。

忘れられがちですが、ストレッチは短眠にとって大切な習慣です。手足や股関節《こかんせつ》を刺激し、血液とリンパを流します。

たった2分のストレッチ運動でも、目覚めのスッキリ感は別次元です（第4章で詳述します）。

習慣⑥　週に1〜2回であれば長時間睡眠OK。

カリキュラムの実行中、どうしてもしんどかったり、のっぴきならない覚醒時の諸事情がある場合は、週2回までなら長時間睡眠をしても大丈夫と伝えています。

ただし、恒常性維持機能（内部・外部の環境の変化で身体のリズムが左右されないように維持する力）を長時間睡眠に合わせないために、2日連続での長時間睡眠はNGです。土日がお休みだからといって、土日に寝だめしてしまうと、月曜日の朝やその後のウィークデーに地獄のような睡眠不足の感覚を味わうことになります。

習慣⑦　本書を1日1回は広げて短眠の知識を上書きする。

世の中は、長時間睡眠こそ正義という理論が氾濫《はんらん》しており、意識しなくても勝手に情報が入ってきてしまいます。

情報を遮断することもいいかもしれませんが、本書を何度も読むことで「短眠で生活することは間違っていない」と自分に刷り込むことが非常に大切です。

第3ステップ
自分の理想の短眠時間と行動を設定、調整する

短眠時間の設定と調整

第3ステップ――とはいえ、第1ステップはカリキュラム実行の前段階、第2ステップは毎日のルーチンみたいなものなので、この第3ステップが短眠1日目から行う実質的なはじめの一歩ということになるでしょう。

何はともあれ、まずは自分の理想の短眠時間の設定からはじめましょう。コツは、余り考えすぎず、自分が無理だと思わない程度の時間に設定することです。微調整など、あとでいくらでもできます。

受講生たちは、基本的に3時間睡眠を一つの目標としていますが、それが2時間でも、4時間でもかまいません。単純にこれまでの睡眠時間が6時間だから半分の3時間にしようという感覚でもいいですし、活動時間を4時間増やしたいから2時間にしようとい

う感覚で設定していただいてもいいのです。

睡眠時間を設定したら、第2ステップの習慣を守りながら数日実行してみてください。ちなみに、1日に2回ほどパワーナップをとれるタイミングがあれば、3時間睡眠は無理なく達成できるレベルの睡眠時間です。

しかし、パワーナップをしても日中に眠気やダルさが残る場合は、いったん睡眠時間を1時間増やしてください（3時間睡眠が目標だった人は4時間に）。それでもまだ眠気やダルさが解消されない場合は、さらに1時間睡眠時間を増やしてください（3時間睡眠が目標だった人は5時間に）。

ここで大切なのは、第2ステップで記したように、眠気やダルさが出るタイミングやシチュエーションを細かくメモし、分析しておくことです。

眠気を発生させないための行動の調整

眠気が発生するメカニズムを分析したら、眠気が発生しないように行動を修正してみてください。

苦手な時間やシチュエーションを知っておくと、その時間に別の活動をしたり、シチュエーションを変化させることによって、眠気を改善することができます。

あくまで、覚醒時間の行動の修正に留まり、睡眠時間はまだ減らさないでください。

睡眠とは、一生をともにする仲間のようなものです。自分の睡眠時間を焦って短くしようとするのではなく、よく観察して、一つひとつ丁寧に眠気を飛ばしていくことが大切です。

眠くなったポイントだけでは修正が難しい場合は、眠くなるまでに自分が決まって行う行動に着目すると眠気を消すヒントが隠れていたりします。

たとえば、自宅で行っている作業中に腰が痛み、つい横になってしまう習慣がある人がいたとしましょう（そもそも腰痛が原因で眠くなるのではなく、眠気が原因で腰痛が出ることがよくあります。原因不明の腰痛と言われるものの類いです）。この人は横になった時点で眠気を感じるかもしれませんが、本当に変えないといけないポイントは意外にも〝自宅での作業〟だったりします。もし、簡単に横になれない外での環境であれば、眠気が誘発されることも少なくなり、かつ眠りに逃げようとする思考をストップさせることができます。

第4ステップ

睡眠時間を1時間短くして7日間継続

短眠時間の最終調整

第3ステップによって日中の眠気やダルさを感じなくなったら、睡眠時間を1時間短くしてください（もしくは第3ステップで最初に設定した睡眠時間に戻します）。1時間短くすることに抵抗がある場合は、30分でも20分でも、自分で無理がないと思う範囲で短くしていきます。決して無理はしないでください。

第2ステップで触れたように、連続しなければ週に2回までは長時間睡眠はOKですので、睡眠時間を圧縮する段階でうまくこの機会を活用して身体を慣れさせていってください。

どうしても睡眠時間を圧縮できない場合は、本書を一から読みなおし、睡眠の新常識を再度頭に叩き込んだうえで、第1ステップから再チャレンジしましょう。

7日継続で短眠達成

最後に設定した睡眠時間を7日ほど継続し、眠気もダルさも出なくなれば……、おめでとうございます。短眠の習得達成です！

これからあなたは、ショートスリーパーとして今まで夢にも見ることのできなかった新しい人生を手に入れることができます（ちなみに、さらに時間を圧縮したい場合は、また第1ステップから丁寧に睡眠時間を落としていってください）。

ここまでを2カ月で達成することを目安としていますが、人によっては1カ月足らずで達成することができるでしょうし、3カ月かかる人もいるかもしれません。焦らず、前向きに挑戦してください。

ルールブレイクは最悪の結果を引き起こす

ここまで、短眠になるためのカリキュラムをお伝えしました。「意外と簡単」と思われる方もいらっしゃると思いますし、事実として簡単なのですが、簡単がゆえに、つい「少しくらいサボっても大丈夫だろう」という怠け心が頭をもたげてくるものです。短眠カリキュラムを実行するにあたって無理は禁物ですが、それと同じくらい「ルールを破らないこと」も大切です。

ルールを破ってしまうとどうなるか、恐ろしい話をしましょう。

2012年12月29日放送のフジテレビ「人志松本のすべらない話」にて、バカリズムが排泄に関するエピソードを話していました。内容は次のようなものです。

テレビを観ているときに尿意をもよおしたバカリズムは、トイレに行くのを面倒に感じて、ふと〝そういえば、今まで意識的に服を着たままおしっこしたことないな……〟と思い、この際だからとやってみようと決心しました。

しかしチャレンジしてみたところ、服を着たままおしっこをしたらダメだと身体が思っているらしくてなかなか出ません。それでも無理に振り絞っておしっこを出したところ、人生で感じたことのないような解放感が得られ、大変気持ちがよかったそうです。

そこで翌日、もう1回チャレンジしたのですが、前日よりもすんなりおしっこが出て、なぜかそのぶん気持ちよさも減ってしまいました。結局、衣服を着たままの排尿はこの2回で終えましたが、そのあと驚くことに1週間おねしょが止まらなくなったそうです。

「嫌よ嫌よも…」身体は意志よりも正直

このおねしょについてバカリズムは、「やってはいけないことをしたせいで、膀胱《ぼうこう》がバカになった」という言い方をしていましたが、彼の身体はバカになったのではなく、ルールを破ってもいいものだと学習したのです。

バカリズムの中で、着衣の状態での排泄行為が禁止行為ではなく、選択肢となったことが原因です。「身体は正直」といいますが、一、二度のルールブレイクで、本人の意志に反して身体がルール違反に抵抗がなくなったのです。バカリズムのおねしょはたったの1週間ですみましたが、いったん外したルールを取り戻すには時間がかかります。

同様に、ルールを破って二度寝をしてしまったとしましょう。次こそはと思っても、朝の非常に倦怠感のある中で、〝破るか〟〝破らないか〟の二択が発生すると、高確率で身体は楽なほうを選択することになります。人間の意志などその程度のものです。リカバリーの大変さを考えれば、地道にルールを守っていくことが比較的楽に短眠を達成するコツなのです。

もし、万が一ルールブレイクをした場合は、焦らずに、睡眠時間や起床のタイミングを無理のないところに設定して再スタートしてください。

第4章

短眠達成のための毎日の習慣

短眠の7つの習慣をマスターする

第3章の第2ステップでは、ほとんどダイジェストに近い形で短眠の習慣をお伝えしました。改めてまとめてみましょう。次の7つのルールになります。

習慣① 二度寝やスヌーズ機能使用の禁止。
習慣② 自分の睡眠を記録する。
習慣③ 起床時間を固定する。
習慣④ 1日1回はパワーナップをとる。
習慣⑤ 眠る前にストレッチをすることを習慣にする。
習慣⑥ 週に1～2回であれば、長時間睡眠OK。
習慣⑦ 本書を1日1回は広げて、短時間睡眠の知識を上書きする。

とくに、習慣①～⑤の5項目については、その習慣の意味や短眠に結びつくメカニズム、方法など、説明不足や腑に落ちないと感じる部分があったかもしれません（⑥、⑦については第3章でした説明をご理解いただければ十分です）。

そこで第4章では、この5項目を中心に、短眠のための毎日の習慣をできるだけ詳しく解説していきます。

一番苦労する寝起き　習慣①

まず、短眠カリキュラムで一番苦労するのは寝起きでしょう。

ほとんどの現代人、とくに多忙なビジネスマンは、目覚まし時計が鳴ってから起きる、言い換えると、目覚まし時計がないと起きることができない暮らしをしています。

その結果、本来備わっているはずの本能的な睡眠力が減退し、睡眠障害や不眠症という形になって現れるのです。

江戸時代以前は、目覚まし時計などありませんでした。もちろん、夜更かししたり、寝坊する人もいたでしょうが、それでも社会や経済活動が回っていたということは、同時代の人たちはほとんど同じ時間に起床し、同じ時間帯に活動するという、規則的な習慣に倣って動いていたと考えるのが自然です。第1章で紹介した時計を持たない北部アルバニアの人たちは日の出と日没に合わせて生活リズムを整えていましたが、おそらく、そうした暮らしに近いものがあったはずです。

短眠カリキュラムにおいては、目覚まし時計やスヌーズは万が一の寝坊のために使うことが本来正しい使い方です。目覚まし時計頼りでは睡眠が下手になるだけです。起床時間を決めて、そのとおりに起きると意識し、徐々に経験していくことで二度寝をしない睡眠上手に近づけます。

目覚まし時計がなくても起きたい時間に起きられる——ボルンの研究

目覚まし時計をセットして、目覚まし時計が鳴る5分前に目が覚めたといった現象は、誰でも体験したことがあるでしょう。自身のことを振り返ってみても、運動会や遠足の前日はワクワクしてなかなか寝付けなかったとしても、翌朝には目覚まし時計が鳴るより先に起きていました。本来、ヒトは「明日は○時に起きるぞ!」という意志どおりに起きることが可能なのです。それを証明する研究があります。

リューベック大学のボルンの研究にて、起床時間を事前に指示されてから眠ると、その時刻の1時間ほど前から血液中に副腎皮質刺激ホルモンのコルチコトロピンが増え、起床のタイミングに合わせてレム睡眠とノンレム睡眠のリズムが調整されるという結果が出ました。睡眠をとっている間も、脳はきちんと時間をはかっているのです。

つまり、起床時間を意識してから眠りにつくことによって、身体をコントロールすることが可能ということがわかりました。一方、起床時間を指示されなかった人はレム睡眠とノンレム睡眠がリズムを調整する現象は見られず、とても悪い寝起きになったそうです。

ボルンの研究結果が教えてくれることはもう一つあり、コルチコトロピンというホルモンを利用すれば、レム睡眠、ノンレム睡眠の90分周期に合わせなくても快適な目覚めができるということです。

そもそも、7時間睡眠が健康にいいという神話も、90分の周期からずれていますし、90分ごとに起床するしかベストタイミングがない睡眠のスタイルだったら、おそらくヒトは絶滅していたか、今よりも自然界において不利な状態で過ごしていたと思われます。90分周期でしか快適な目覚めができない生物であれば、外敵は活動時間に攻撃することはなく、必ず睡眠から45分ほど経過した最も起きづらいタイミングを狙い、捕食したことでしょう。90分周期という考えは、取り巻く環境を無視し、一般化しすぎた、飛躍したロジックなのです。

慣れてきたら目覚まし時計なしで起きよう

はじめから、いきなり目覚まし時計をなくしてくださいとは言いませんが、本当の意味で、自力で短眠を行いたい場合は、徐々に目覚まし時計の使用頻度を下げたり、目覚まし時計を狙っている時間よりも10分ほど遅くにセットするなどして、目覚まし時計がなくても生活できるように切り替えていきましょう。

成功するか失敗するかという状態から、ほとんど毎日目覚まし時計が必要なくなったとき、単純に「目覚まし時計がなくても起きられる」というスキル以上に、睡眠時間にかかわらず起床の倦怠感やダルさから解放されるという大きな効能を得られます。起床時に音で目が覚めるというのは、想像以上のストレスがかかっているのです。

はじめはうまくいかなかったとしても、もともと誰もができることですので、トライアンドエラーを繰り返して、焦らずに快適な起床を習得してください。

スリープ・レコーディング・ダイエット　習慣②

食事量をレコーディングすることで体重をコントロールするように、睡眠時間をレコーディングすることで自分の睡眠を見つめなおすことができます。

前項の寝起きについても、そのときの時間や精神状態、天候や気温などを記録することで、どのようなタイミングだと快適に目覚めるか、あるいは二度寝してしまうかを冷静に分析することができます。

もちろん、寝起きだけではありません。何時に寝たのか、入眠するときの感覚はどうだったか、日中の活動記録などもつけてみてください。自分の活動と眠気や睡眠時間との関連性を突き止めることができます。

交換日記感覚でやってみよう

受講生の中には、日記ではなく、ＳＮＳに睡眠時間などを投稿している人も数多くいます。受講生同士で投稿しあうことで励みになっているといいます。また、他人から自分の睡眠を見られる状況をあえてつくることで、規律を守るための適度なプレッシャーを自分に課すこともできます。

本書の「まえがき」でも記しましたが、私も短眠生活に挑んだ当初は、友人とともに睡眠の状態や活動記録をつけ、それを比較しあうことで問題点を発見し、睡眠を含めた生活習慣全体を改善していきました。

ただし、家族や友人などに知られると「それって危なくない?」と否定されることがあるので、公表するのであれば、理解を示してくれる人や、同じショートスリーパーを目指している人に限定したほうが無難です。

なお、SNSに投稿する際は、本書をタグづけしていただけると、フォローに入ることがあるかもしれません(笑)。

就寝時間が変わっても起床時間は変えない

習慣③

なかなか寝付けないときは、つい起床時間を遅らせてしまいたくなります。

たとえば、3時間睡眠を目指している人が、深夜3時に寝床に入ったものの、1時間ほど寝付けず、7時に起きてしまった——。それでも3時間睡眠なので問題はないのではと思いがちですが、寝起きを快適にするため、ひいては短眠を習得するためには、起床時間を固定しなければなりません。

理由は2つあります。

一つ目は、入眠時間がどのようなタイミングであったとしても、起床時間を固定すると、先述したようにレム睡眠とノンレム睡眠のリズムを調整するコルチコトロピンというホルモンが有利にはたらくため、寝覚めがよくなります。

そしてもう一つ、習慣による補助を受けられるということも大きいのです。お風呂に入る前には必ずトイレに行くという習慣がある人は、お風呂の時間が近くなるとなぜか尿意をもよおすものです。習慣が、生理機能をコントロールしてくれるのです。

また、起床と同時にシャワーを浴びに行くとか、コップ1杯の水を飲むとか、元気よく「おはようございます！」と声を出すとか、決まった行動を習慣としてつけ加えると、補助機能はさらに強固になります。

ちなみに、短眠生活を誰にもバレないように1人で挑戦する場合や、1人暮らしの方は、お手持ちのスマートフォン（Siriなど）に話しかけることも有効な手段です。シュールな場面を想像してしまいそうですが、誰に対してでも大きな声であいさつをすることは、気持ちのよい目覚めをもたらしてくれます。

睡眠時間を変えても起床時間は固定する

また、睡眠時間そのものを減らしたり増やしたりする場合でも、基本的には起床時間をずらしていくのではなく、就寝時間をずらしてください。

もちろん、休日も同じ時間に起きたほうが、睡眠時間を短くしていくときに朝の不快感を軽減できます。

そもそも、主な睡眠の悩みとして「眠れない」と「起きられない」がありますが、多くの短眠挑戦者にとっては「起きられない」問題のほうが圧倒的に大きくなります。最初に起床の問題にメスを入れたほうが、睡眠の悩み解決には有利です。

驚くべきパワーナップの睡眠効率 習慣④

次はパワーナップについて見ていきましょう。

仮眠という表現の場合、数分から3時間程度を示すのに対し、パワーナップは明確に15分〝以下〟の短い仮眠の状態を指します。極論をいうと、一瞬だけでも睡眠状態になればパワーナップは成功したといえます。

第1章では、〝睡眠の質〟という概念を否定しましたが、なぜパワーナップは睡眠効率を求めているかを語る前に、まずはなぜ短眠が可能でも断眠が不可能なのか、その理由をお伝えしておきましょう。

ヒトは断眠し、覚醒をずっと続けていると、モノアミン系神経伝達物質（ドーパミン、アドレナリン、ヒスタミン、セロトニン、ノルアドレナリンなどの報酬系や、興奮系のホルモン）の受容感度が落ちてしまいます。

たとえば、手をギュッとつねった状態を続けると、やがて痛みを感じなくなるようなもので、ヒトは外界からの刺激に慣れてしまうのです。刺激に慣れてしまうと、いくら脳がモノアミン系ホルモンを分泌しても、感じることができなくなりボーッとしてきます。

外界からの刺激を感じることが難しくなるということは、神経が退屈することと同じようなものであり、睡魔が発生して寝落ちしてしまうのです。

この睡魔が発生したタイミングで、刺激に対する受容感度をリセットするのがパワーナップなのです。昼の15分ほどのパワーナップは、夜の1時間半に相当するほどの体感効率が得られます。

パワーナップのコツ

15分以下のパワーナップが眠気を飛ばすのに効果的と伝えましたが、今まで仮眠をとる習慣のなかった人が、いきなり仮眠に入るのは難しいはずです。

そこでオススメの方法としては、日課（ルーチンワーク）として取り入れられる仕組みをつくることです。パワーナップの時間を最初から決めておくとか、休憩時間やお昼休みに合わせるのです。ちなみに、パワーナップは長ければいいというものではないので、休み時間が10分しかとれないという方でも問題ありません。

また、パワーナップ用の固定の場所をつくることも大切です。たとえば、会議室のある特定の席だったり、入り口から2番目トイレの個室だったり、といった決め方でかまいません。

パワーナップ時の姿勢のコツは、椅子に座って頭の位置を心臓よりも高くすることです。机に突っ伏してパワーナップをとることもすすめていますが、腕に目を当てていると起きた直後に視界がぼやけることがあります。柔らかいクッションを置くか、目に直接腕を当てないようにして眠るようにしましょう。夢を見る人も多いと思いますが、その夢の時間が長く感じるのもパワーナップ時の特徴です。

また、パワーナップ時は顔に汗をかきます。肌の健康のためにも、寝起きをよくするためにも、パワーナップのあとは洗顔をすることもすすめています。この顔に汗をかいたり、洗顔でのサッパリ度が大きいほど、眠気が大きく取れた証です。

パワーナップは寝転がった状態で睡眠をとるよりも圧倒的に起きやすくなりますが、まだ慣れないうちは、15分以内にアラームをセットして、肘掛けがついた椅子にもたれかかることで、眠気も出やすくなり、成功率が上がります。うまくいかなくても、練習だと思って何度もチャレンジしてみてください。

パワーナップの注意点

パワーナップをうまくとれるようになれば、本眠がある程度短くても無理なく生活ができるようになります。睡魔が発生するたび、15分以下の時間でリセットできるのですから、素晴らしい時間効率になります。

また、なかなか本眠で寝付けないという人も、日中にパワーナップの練習を行うことで入眠時間を短くする効果が期待できます。身体が15分以内に入眠するように状態を変化させるからです。

とはいえ、パワーナップを一度とってから次にパワーナップをとるまで、2時間以上の時間を空けることを推奨しています。あまりに睡眠から睡眠のスパンが短いと、身体は二度寝と勘違いをしてしまい、入眠状態で発生するはずの睡眠紡錘波《ぼうすいは》（入眠初期に発生する脳波）という状態が発生せず、ノンレム睡眠の状態から睡眠がスタートしてしまいます。夜の本眠前にも2時間以上スパンを開けてください。

食事制限などはありませんが、パワーナップをとる前に、コーヒーや紅茶、お茶を飲んでカフェインを摂取しておくと目覚めがよくなります。

眠る前の2分間ストレッチで気持ちのいい朝を 習慣⑤

ここまでは、起床から日中の眠気対策までをお伝えしましたが、最後は睡眠前の最後の習慣、ストレッチです。

ストレッチといっても、そんなに難しいものではありません。手足の先端まで血液を流すことと、膝の裏の筋を伸ばしておくこと、股関節の鬱血した血液とリンパを流すだけで十分なストレッチになります。

具体的な方法としては、手を前に突き出して、右手であれば左手で人さし指から小指の4本の指を手の甲のほうに反らす動きをします。左手も同じように、右手で指をゆっくりと反らします。これを3～4回行うだけで、手のひらが赤くなるはずです。手のひらが赤くなっていれば、十分に血液が循環している証拠です。

今度はお尻をついて両足を伸ばして揃え、前屈の姿勢になります（身体が硬い人は可能な限り膝を伸ばします）。足の指を膝のほうにゆっくりと反らして、手のひらと同じように血液を流します。足の指を膝のほうに反らすことで、膝の裏の筋も伸びますので、一石二鳥の効果が得られます。これも3～4度行い、足の裏が赤くなっていれば血液が循環していると思って大丈夫です。

股関節は両足裏をくっつけて、かかとを股のほうに近づけます。そして膝を両手で上からリズミカルに押さえて、鬱血した血液とリンパを流します。

以上のストレッチを行うのに、2分もかかりません。この2分で、信じられないほどの寝起きのよさと、疲労感の除去が可能です。また、睡眠中の血流低下を抑制する効果もあります。

ストレッチを継続するために

ストレッチは必ず毎日、眠る前に行うようにしてください。

とはいっても、睡眠欲求が非常に高い状態で、ベッドが目の前にあり、いつでも眠れるシチュエーションの中、このストレッチを行うには大きな自制心が必要です。これもまた、ルーチンワーク化することが大切です。

また、効果効能をしっかりと知覚することも大切です。女性がお肌の健康のために眠る前のスキンケアを行うように、いかにストレッチが睡眠にとって大切かを知ること、もしくはストレッチをせずに睡眠をとることがいかに危険かを知っておくことが大切です。

パワーナップのときにストレッチが必要かどうかという質問がありますが、パワーナップの際には、血流の低下などが最低限に抑えられますので、ストレッチの必要はあ

快眠できる就寝前のストレッチ

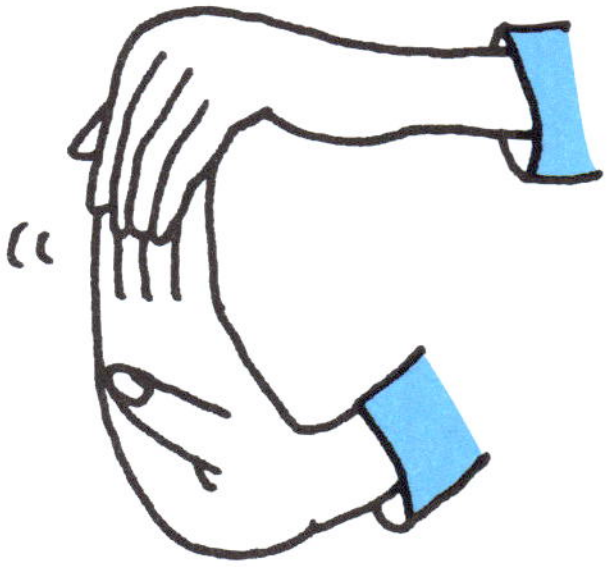

親指以外の手の指４本を反らせて血流を促進させる。
両手をそれぞれ３～４回。

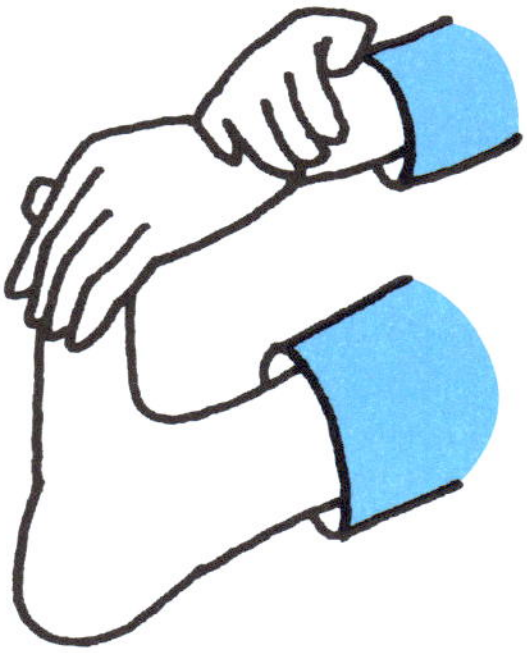

前屈になり、足の指をそらせて血流を促進させる。
両足をそれぞれ３～４回。

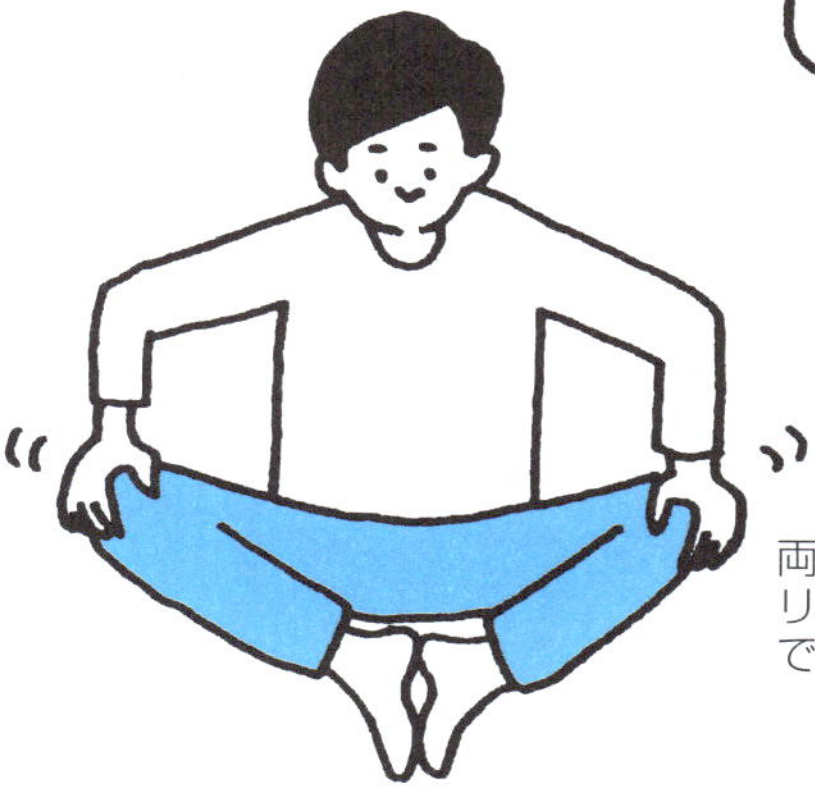

両足裏をくっつけて膝をリズミカルに押すことで、血液とリンパを流す。

パワーナップ前にやっておきたいスワイショウ

【前後のスワイショウ】

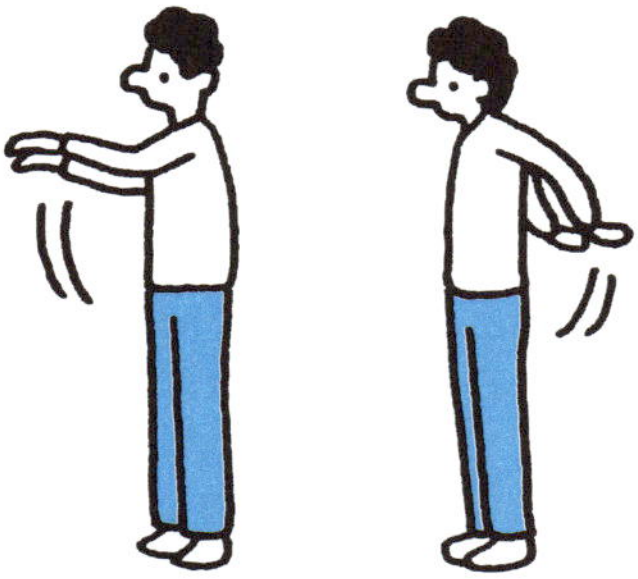

①肩幅に足を開き、つま先を正面に向ける。
②前後に力を入れずに腕をぶらぶらさせる。
＊時間は２〜３分程度

【回転させるスワイショウ】

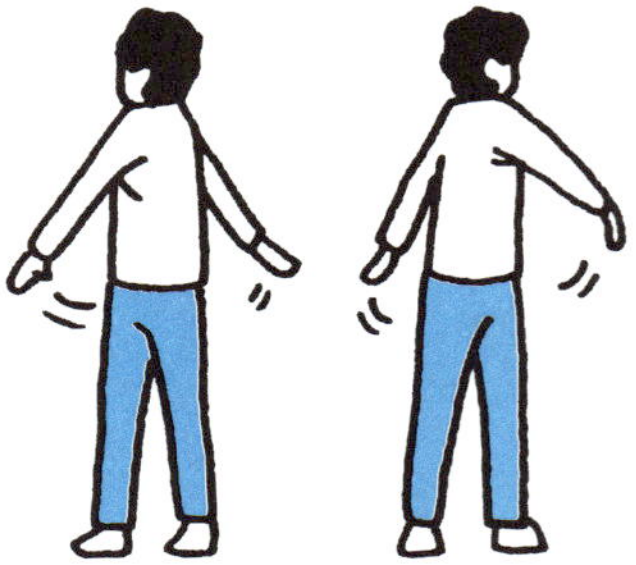

①肩幅に足を開き、つま先を正面に向ける。
②腕が身体にまとわりつくように腰と頭を左右にひねる。
＊時間は２〜３分程度

肩こりや腰に溜まった疲れをとるには最適！

りません。

ただし、座りっぱなしで仕事をしている方は、気功法の一つとして有名なスワイショウなどの腰をひねる動きをしてからパワーナップをとることで、腰に溜まった疲労感を除去することができます。

睡眠時間より睡眠回数

同じ睡眠時間でも、パワーナップは15分で本眠の1時間半以上の睡眠と同じ効果を期待できるのであれば、夜の睡眠時間を1時間半短くしても問題ないとも考えられます。

男性の自慰行為でたとえると、性欲が向上したときに自慰行為にかけた時間が長くても短くても、次の性欲向上までの時間に大きな差を生みません。どれだけ早く射精したとしても、性欲の抑制が可能です。

睡眠も同じように、睡眠時間ではなく、睡眠の回数が大切という考え方も可能です。さらに、睡魔だけが問題であれば、睡眠欲求を除去するため、レム睡眠を選択的にとることで効率的に睡魔を除去することが可能です。レム睡眠を選択的にとる方法で最も簡単な方法がパワーナップをとることです。

また、二度寝の癖を完全に除去できたのであれば、覚醒補助ホルモンであるコルチコトロピンの影響で、起床時に必ずレム睡眠のタイミングが来るので、入眠時のレム睡眠と合わせると60分の睡眠だとしても2回のレム睡眠を得られます。

私や講師のように極端に短い睡眠時間で活動するためには、もっと深い睡眠の知識と、訓練が必要かもしれませんが、ウェブという睡眠学者が唱えたように2時間程度の睡眠時間での活動であれば、今日からでも可能になるかもしれません。

今までの睡眠習慣から脱出する勇気を持とう

今までの睡眠の常識がある状態で、知識だけを入れ替えたとしても習慣に落とし込むことは難しいでしょう。

短眠に限った話ではありませんが、本によって知識を得ると〝知っている〟だけの状態になり、実際にその知識を行動に生かすかどうかはまた別問題となります。要は、外野スタンドで観戦をしているような心持ちで本を読んだとしても習得することはできません。

大切なことは、本に書いてあることを、勇気を出して日常に取り入れることです。〝知っている〟状態から〝している〟状態にすることが最も大切なことです。

この本を読んで、「ああ、こうやって人は短眠になるんだなあ」という見方をするのではなく、「自分も本に書いてあるとおりに実践をして、短眠になって人生を変える！」という読み方をすることで、習慣化に近づくことができるのです。

第5章

睡魔の取扱説明書

睡魔の発生する状況を観察する

短眠カリキュラムを達成するには、多くの障害があります。それは外的な要因だったり、人間の生理的な問題であったりします。

たとえば、前日に何時間寝ていたとしても、大学教授のつまらない話を聞いていると睡魔が発生します。どうしても単位を取らなければならないならば、嫌でも授業に出席しなければなりません。逆に前日の睡眠時間がいくら短かったとしても、ディズニーランドなどのレジャー施設に遊びに行った際には、睡魔は発生しづらいものです。

また、美味しい料理をお腹いっぱい食べてしまうと、どうしてもその後、睡魔が発生してしまいます。

しかし、基本的に睡魔が発生する条件というのは限られています。つまり、その発生条件を満たさないように行動すれば、睡魔に悩むことなく生活できるようになります。

そこで本章では、短眠を持続するために、睡魔が発生する代表的な条件と、その対処法をお伝えしていきます。

睡眠不足の起こる原因と回避方法

まずは「睡眠不足」を誘発させる根本的な原因を探り、そこから解消の糸口をさぐっていきましょう。

「睡眠不足でしんどい」という状態は誰も歓迎しない状態です。仕事や学校が忙しくて、毎日睡眠不足だ！　という人も多いのではないでしょうか。

第1章でもお伝えしましたが、「睡眠不足」という状態は、現代社会でのみ使われるようになった現代病と言われています。正しい睡眠の知識を持ち、自分には睡眠時間がたくさん必要だという間違った概念を捨てることで、睡眠不足を解消することができます。

大きく分けると、次の3つの原因から睡眠不足という状態になります。

①覚醒時に発生する睡眠物質（アデノシンなど）の除去が十分ではない状態。

ずっと起きつづけていたり、食事をとると脳脊髄液の中にゴミのようなものが溜まっていきます。このゴミのようなものがアデノシンという物質です。そして、このアデノシンが溜まると強烈な睡魔が発生することを、ウィリアム・C・デメントという睡眠学者が突き止めました。睡眠の最中にアデノシンが分解されることも証明されています。

アデノシンがしっかりと分解されないまま、翌日も活動すると、眠気が襲ってきやすい状態になります。

したがって、いたずらに睡眠時間を短くするという行為をしては、次の日にアデノシンを残した状態で活動することになり、睡魔が発生しやすくなったり、睡眠の跳ね返り現象が起こります。

ただし、ランニングなどのスポーツや、コーヒーなどに含まれるカフェインによって、脳脊髄液中のアデノシンの濃度が下がることが知られています。

三大栄養素（タンパク質、脂質、糖質）をとることで、アデノシン三リン酸（ATP）というエネルギーとなり、その後にエネルギーとして使用された一部のアデノシン三リン酸から睡眠物質アデノシンが発生します。カフェインは、このアデノシンの受容を阻害することができるので、食後の睡魔を抑制することができるのです。

睡魔を誘う睡眠物質の増殖と分解

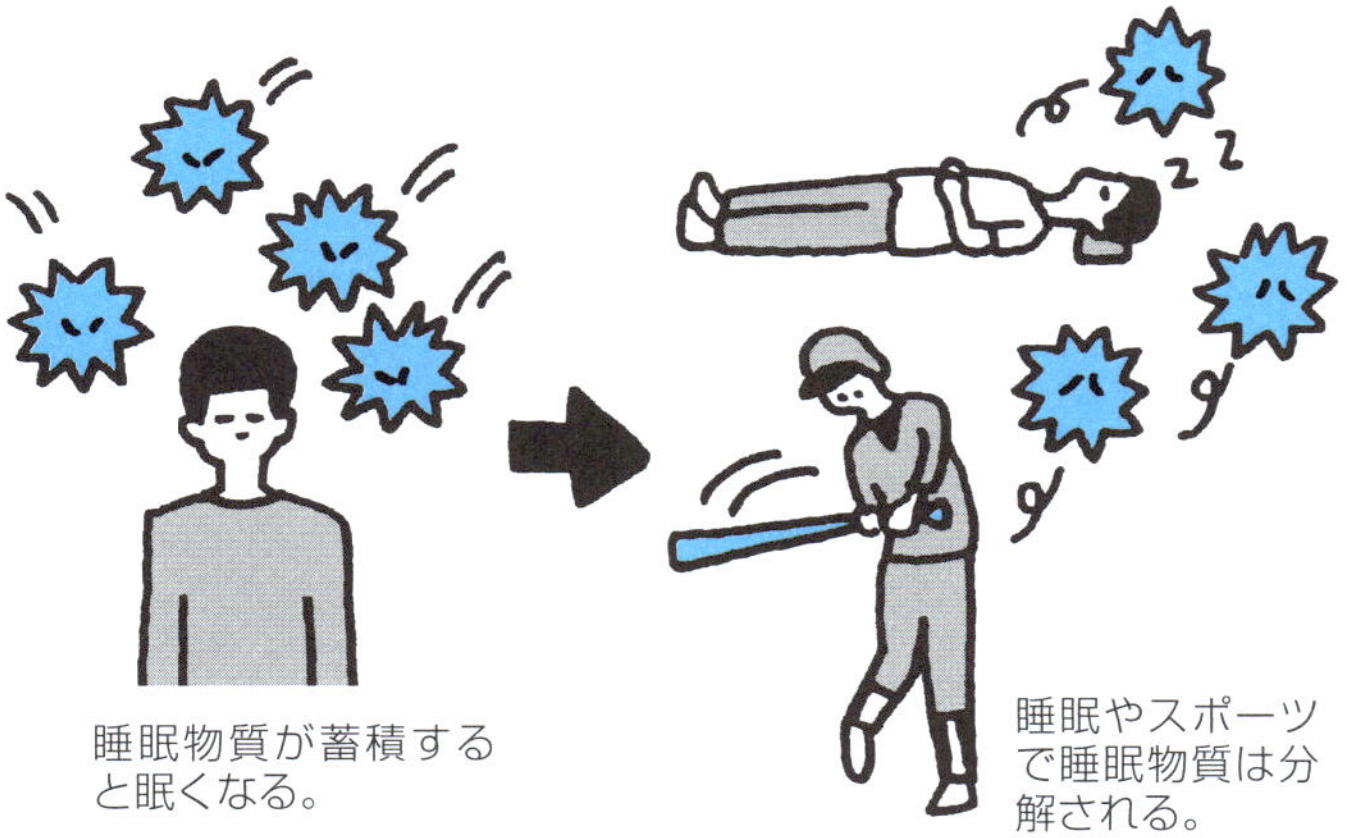

睡眠物質が蓄積すると眠くなる。

睡眠やスポーツで睡眠物質は分解される。

②恒常性維持機能が反応をした状態。

恒常性維持機能とは身体や脳が勝手に「昨日までの生活が、最も生命を持続する可能性が高い」という判断をしてしまう機能のことです。新しい挑戦をするということは、新しい生命の危機や、想定外の危険に出会う可能性が高くなります。脳は生命維持を最優先にする癖があるため、昨日までと同じ生活に戻そうとするはたらきがあるのです。

睡眠中の睡眠物質分解効率も恒常性維持機能によって調整されます。

たとえば、10時間眠ることを毎日繰り返している人は、10時間眠ることに最適化された分解効率となります。本来なら3時間

ショートスリーパーの睡眠物質分解効率

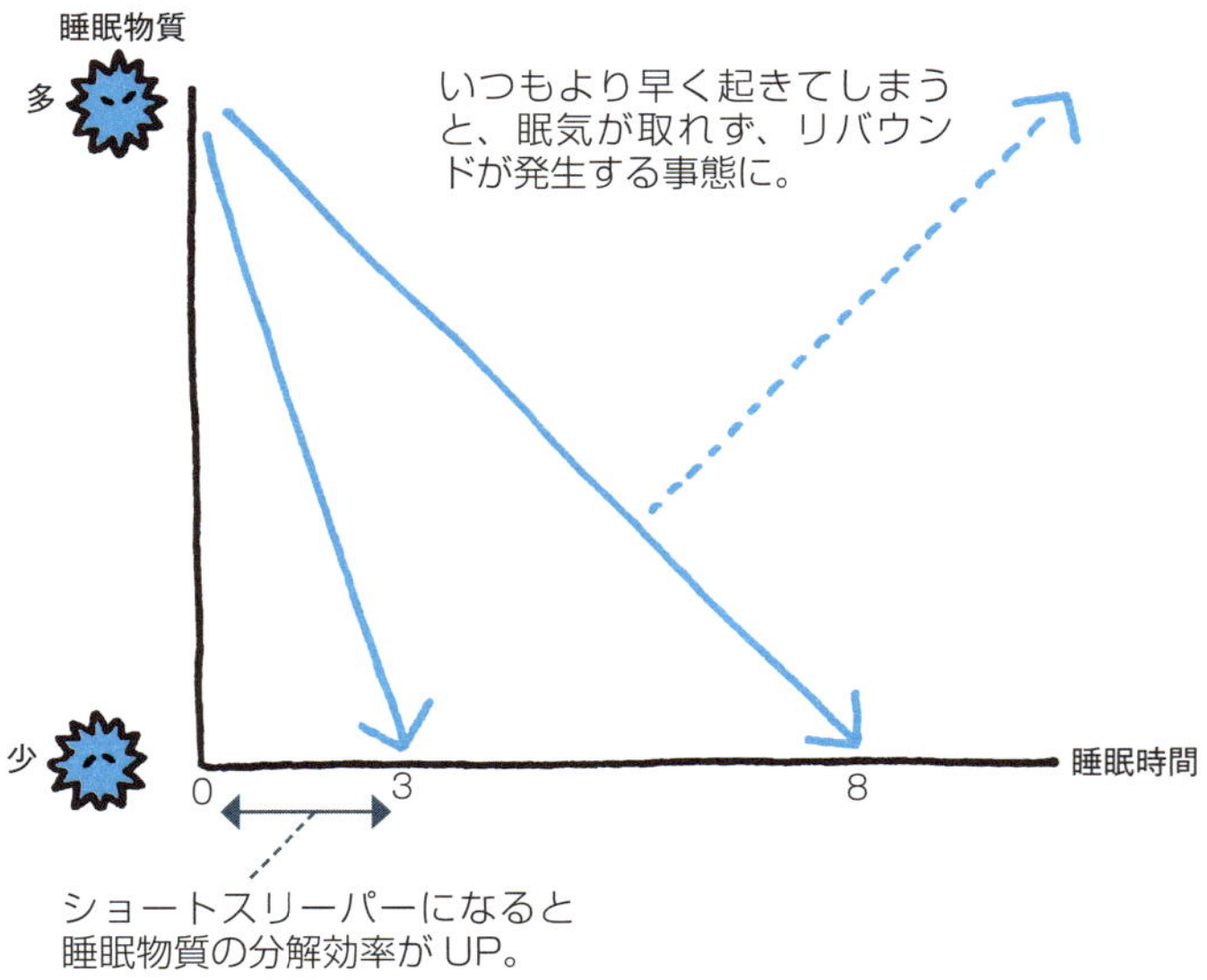

で分解できるものも、10時間かけて分解するようになるのです。

睡眠時間が前日と大きく違う場合、睡眠時間の長短にかかわらず、倦怠感をともなう睡眠不足の症状を発生させます。長く眠っても睡眠不足の症状が出るということに違和感のある人がいるかもしれませんが、恒常性維持機能がいつもと違う睡眠時間によって狂ってしまうため睡眠不足と同じような不快感が出てくるのです。

しかし、睡眠物質の分解効率は遺伝などではなく、習慣などで変えられると考えています。11時間眠っていた受講生が、現在は2時間で生活できているという事実からも、習慣としている睡眠時間に比例して、睡眠物質の分解効率が変わっている可能性が高いのです。

こうした点からしても、睡眠時間を一気に削るのではなく、徐々に減らしていって身体を慣らしていくという作業が必要だといえます。

③自分で自分が睡眠不足であると決めつけている状態。

多くの人は、睡眠時間がいつもより短いだけで睡眠不足だと決めつけます。睡眠というものは時間だけではなく、起床のタイミングや、眠る前の状態、ホルモンバランスの影響や女性では月経周期など、さまざまな要素が絡み合っています。

起床したときの眠気や、倦怠感で睡眠の良し悪しを判断しますが、起床時の眠気は起きるタイミングの睡眠サイクルによります。長く眠っていたとしても、ノンレム睡眠の状態で起きると睡眠時間にかかわらず寝起きはしんどくなります。そして、まだ自分は寝足りない、睡眠不足だと思うわけです。

また、人は事実や真実よりも、専門家の意見に影響を受けるため、医師が短い診察時間にもかかわらず、睡眠不足と診断をするだけで、ほとんどの人が睡眠不足だと思い込むことになります。同様に、「理想の睡眠時間は7時間」と言われると、それより短い睡眠時間の人は、自分に睡眠不足というレッテルを貼ってしまいます。

以上、3つの睡眠不足の原因を知ったところで、シチュエーション別にどうやって睡魔に対処していくべきかを見てみましょう。

なぜ満腹になると強烈な睡魔に襲われるのか?

睡魔が発生する代表的なシチュエーションが食後。誰にでも身に覚えがあるでしょう。昼休みに食事をし、午後の仕事をはじめようとしたとき、ついウトウトとなってしまうものです。

一般的には、脳に回るはずの血液が食事によって活発にはたらく胃に回るので、睡魔が発生すると言われています。事実を申し上げておくと、胃に血が回ったからといって脳の血流が下がるわけではありません。

ただし、胃に血液が集まることは事実であり、その影響により血糖値が低下することや、四肢の末端に血液が流れにくくなるため、手足が重たく、ダルくなってしまい、睡魔が発生するのです。

動物的本能という観点からも説明がつきます。食後はなるべく代謝を抑え、エネルギーを蓄えたほうが、より長く生存できる可能性が上がるため、睡眠状態を維持しようとするのです。ただし、日本のような飽食の環境下において、食後に睡眠をとる習慣をつけてしまうと、肥満につながることは誰でも想像できるはずです。

逆に、胃に食べ物が残っていないほうが起床においても有利になります。これは、覚醒を促進するホルモンであるオレキシンの分泌が、空腹度に比例して分泌されるためです。

以上のことを考えれば、短眠に有益なのはどういう状態か、わかりやすいと思います。長く寝たいのであれば、お腹いっぱいで寝てもいいでしょうし（胃もたれは起こりますし、消化器にダメージを与えますが）、短眠や気持ちのいい起床、体重の増加の予防を求めるのであれば、なるべく空腹で眠ったほうが有利になります。

お腹いっぱい食べたら短眠が不可能なのかという質問もあります。不利ではありますが、不可能ではありません。ただ、練習段階や今から短眠をはじめようとされている方は、できるだけ眠る2時間前までに食事をすましていることをおすすめしています。

性欲を満たして眠くなったときには?

本能の順位として、生命維持の次に重要とされているのが種の保存です。

性欲を満たすと、副交感神経が優位になり睡魔が発生してきます。人間社会とは違い、自然界において睡眠は生存率向上に直結するために、食事や性欲といった本能の欲求を満たすと大きな睡魔が発生するのです。

「セックスのあとくらい、四の五の言わずに素直に寝ればいいじゃないか!」というご意見があるでしょうし、ごもっともなのですが、一応短眠をすすめている本の都合上、性欲と睡眠のメカニズムを解説しておきます。

ヒトの場合、性行為後の睡眠は男女で変わってきます。

女性の場合は、精子を膣の中に留めようとする本能があるので、性行為のあとは起き上がったり、立ったりせずに、身体を横にしようとするはたらきがあります。さらに、隣に性行為をした男性が寄り添っていることで幸福感に包まれます。

結果として、睡眠時に睡魔を除去するレム睡眠が発生しやすくなり、睡眠不足の解消や、不眠症などから解放されるケースが多くなるので、ぜひ無理に短眠にこだわらず、心地よい睡眠を味わってください。

男が性行為した翌朝ゲンナリする本当の理由

逆に、男性は筋肉を弛緩する睡眠（レム睡眠）が減ってしまうため、性行為のあとに眠ったとしても、睡眠不足を誘発する可能性が高くなります。

よく、テレビのコメディドラマや漫画などで登場する新婚男性キャラクターが、朝の出勤時にゲッソリした顔をしている描写がありますよね。これは単なる性行為による肉体的な疲れや相手女性が吸血鬼のごとく精力を吸い取ったというよりも、本来出るべきレム睡眠が減っているために起こる現象です。

ちなみに、ホテルなどで性行為をした翌朝、キビキビと動く女性とは対照的に、男性はだらしなく過ごすことが多いのも同様の理屈で説明できます。この男性の動きを見て幻滅する女性も多数いますが、これは性行為後の男性はレム睡眠が減り、脳波が緩やかなノンレム睡眠の比率が多くなるため発生する自然な現象なのです。

性行為のあとに発生する睡魔に抗うことは、相手も目の前にいるため、非常に難しいものになります。

性行為のあとは素直に寝てもいい

以上のように、性行為のあとにどうしても行わなければならない活動がある場合を除いて、素直に一度睡眠状態に入ることをコミュニケーションという観点から考えてもすすめています。

睡魔を回避する方法としては、寝室から出て、相手のいない空間でクリエイティブな作業や運動を行うことですが、相手に対する失礼な行為にもなります。また、自分だけ短い睡眠時間で起き上がることもできますが、男性の場合は起床に有利なレム睡眠が発生しづらい状況なので、相当な覚悟が必要となります。

ちなみに、性行為よりも自慰のあとのほうが男性・女性ともに睡魔は緩やかになります。

自慰の場合は、行為の直後に目が覚める交感神経が優位になっています。しばらくすると、副交感神経が優位になってきますが、副交感神経が優位になる前に、たとえば自宅を出て運動したり、人と会話をすることで、睡魔から逃れることができます。

自慰のあと、睡魔が優勢になる時間などを把握しておくのも短眠には有利なことです。

ストレスがもたらす最悪のループ

ストレスは睡眠にとって一番の大敵になります。

なぜなら、ストレスとは生命の危機を本能に感じさせるものであり、本能はストレスから逃げようとするため結果的に睡魔を誘発させます。

ストレスがかかる空間に強制的に閉じ込められる場合——たとえば授業中の教室や会議室など、特定の空間に望まずに閉じ込められているときには、つねに睡魔が発生する要因になります。

また、ストレスがかかった状態で睡眠をとるということは、眠気を飛ばすレム睡眠が極端に減ってしまうため、寝床に入るまでにある程度ストレスを解消しておかないと、睡眠不足の症状が出てしまいます。するとき、仕事中の倦怠感や集中力の低下によって、ストレスがストレスを生むという連鎖が発生します。

確かに睡眠中にストレスを発散するという効果が期待できますが、根本的な問題解決になっていないことや、頭の中で悩みがグルグル回ってなかなか眠れないという事態が発生し、徐々に不眠症に発展することになります。自力で睡眠を満足にとれなくなってしまった結果、最悪の場合は睡眠薬や抗精神薬といった薬の処方を受けることにもなりかねません。

結局は、ストレスそのものの原因を把握して、その問題解決に力を注ぐことが大切なのです。そのための時間をつくることが短眠の目的やメリットの一つであったはずです。結果的に、ストレスによる睡魔が軽減し、行動数が増えることで短眠に有利な状況をつくることができます。

お酒を飲んで寝ると睡眠ではなくて気絶になる

睡魔を誘発するものとして代表的なものがアルコールですよね。では、短眠で過ごすためには、アルコールは控えたほうがいいのでしょうか。

アルコールによる睡眠への影響を次にまとめてみました。

◎夢を見やすくなる。

アルコールは全身を倦怠感に包み込むのと同時に、脳の大脳皮質を麻痺《まひ》させる効果もあります。さらに、メタ認知をつかさどる前頭前野を麻痺させるので、自分が行っている行動を自分事として捉えられなくなり（フワフワした感じ）、睡眠中に夢を見ることが多くなります。

◎リバウンドが起こる。

アルコールが脳を麻痺させて、気絶のような状態をつくってしまうのは、脳が能動的に睡眠という活動を行っていることと違い、受動的に脳の機能をシャットアウトしていることになります。結果として、脳は睡眠をとったと認識しないため、次の睡眠の機会にリバウンド現象が起こり、長時間眠ろうとします。

また、生理的な睡眠ではないため、レム睡眠とノンレム睡眠のサイクルが不安定になります。

◎脳がクールダウンしない。

アルコールは血管収縮作用を起こし、結果として血流を悪くし、繊毛運動が抑制されることで、鼻詰まりを起こします。すると口呼吸になり、普通に眠るよりも脳がクールダウンしにくい状況となります。

◎習慣化しやすい。

アルコールは簡単に快楽や睡眠と似た感覚を得られることから、非常に習慣になりやすい特性を持っているのも問題です。

しかし、アルコールも生活の一部となっていて、ストレス解消にもなっているのであれば、「やめろ」と言うのはやや酷というもの。

睡眠にとってこうした負の作用があることを認識し、自分の身体と睡眠時間をよく観察したうえで嗜んでいただければと思います。

眼精疲労を起こさないようにする工夫

目の疲れも睡魔を発生させやすくなります。自宅でのパソコン作業中、「目が疲れてきたな」と感じて、うっかりソファーに横になってしまうこともあるでしょう。

なぜ目が疲れると眠くなるのでしょうか？

人は、情報の8割を視覚から手に入れていると言われていますが、眼精疲労になると目からの情報収集能力が低下してしまいます。すると、ドーパミンやアドレナリンといったモノアミン系神経伝達物質の刺激が弱くなるため、「今はそんなに重要なタイミングじゃないんだ」と本能が勝手に認識してしまい、眠気が発生するというわけです。

そもそも、睡眠は必ず目を閉じている状態から発生します。眼精疲労になると、まばたきの回数や目をつぶる回数が増えるため、いつの間にか寝てしまうことがあるのです。

こういった状況を回避するためには、疲労困憊してしまう前に、目を休ませなければなりません。睡眠中は目を休めていると捉えている人が多いのですが、それは勘違いです。急速眼球運動をしていたり、半分目を開いて、周囲の状況を確認したりしています。

ほかにも、目が乾燥したり、血流が悪くなります（ただし、オフィスワークなどで、同じ画面をずっと見続けるような人にとっては、急速眼球運動のときに眼筋のストレッチを行っていると解釈することもできます）。

眼精疲労を回避するということは、睡魔の発生を抑えるだけでなく、情報の受容感度を鈍らせず、集中力を高める作用があるという点でも、あらゆる日常生活のクオリティに直結します。

眼精疲労への根本的な対処法

現代における眼精疲労のほとんどがパソコンやスマートフォンの画面を見ることや勉強によって、近い距離のものを見続けるという静止疲労になります。室内から外に出てウォーキングをしたり、オフィスの窓からぼんやりと外を眺めることで眼精疲労は軽減できます。また、眼精疲労を感じる前に定期的にアラームを鳴らすなどして、同じ距離を長時間見続けないような工夫をすることで、眠気対策にもつながります。

眠らないと目の疲れが取れないという認識を変えることと、そもそも目を疲れさせる行動をしないという2点が大切なポイントとなります。

甘いモノを食べると次に来る睡魔が強烈になる

あまりイメージできないかもしれませんが、甘いモノも睡魔の大好物です。とはいえ、甘いモノと睡魔が直接的につながっているわけではなく、間接的な要因によって発生するのです。

確かに集中力が途切れたときなどに、甘いモノを食べると疲れがとれた気がしますよね。血糖値が上がった状態のほうが、脳がよくはたらき、睡魔が減るからです。

ところが、これは睡魔の罠《わな》です。

甘いモノ、とくに白砂糖を含む物をとると、確かに血糖値が急激に上昇します。しかし、それを身体は異状だと判断して、インスリンを大量に分泌します。すると、今度は急激に血糖値が降下するのですが、血糖値が正常値に戻っても大量に血液の中に分泌されたインスリンの吸収は止まりません。そして、血糖値は正常値より下がった地点で止まることになります。

結果的に、血糖値が上がっていた時間よりも血糖値が下がってしまう時間のほうが長くなるため、睡魔が発生してしまうというわけです。少し強引な例になりますが、覚醒剤などと似た現象かもしれません。使った直後の気分は高揚しますが、その後の副作用は心身を破壊します。

また、糖分をとると体温が一時的に上昇しますが、その後徐々に低下していきます。この体温の低下も睡魔を発生させる要因になります。これは、甘いモノにかかわらず、食事全般やスポーツのあとの睡魔にも共通していえるものです。

座り方や姿勢で睡魔は大きく変わる

原始時代から現代まで、ヒトは身体を横にして睡眠をとってきました。ということは、その姿勢の接触面で感じる重力や体重による圧力が、一番睡眠に適しているということなのです。つまり、身体がこの圧力に近い力を認識すると、睡魔が発生しやすくなるのです。

わかりやすいたとえがあります。電車の中で寝ている人のほぼ全員が、人体の構造上前傾姿勢のほうがバランスがとれるにもかかわらず、背もたれに身体をあずけ切っています。座席の端に座っている人は、側面と背面の両方に身体をあずけます。また、退屈な話を聞いて眠たくなるときは、多くの場合椅子の背もたれに体重をあずけています。身体が自然と接触面を広くしようとし、心地よい圧力を求めているのです。

つまり、仕事中や勉強中、椅子の座り方が悪いと睡魔が発生しやすくなるのです。

眠気が発生しない姿勢とは？

対処法としては、椅子にはできるかぎり浅く座り、肘掛《ひじか》けを使わず、なるべく両足の裏と尾てい骨を結んだ三角形の面積にバランスよく体重をのせた姿勢を意識して行うことです。パソコンでタイピングやマウスの操作をするときも、机に体重をかけすぎないようにするだけでも眠気が起きにくくなります。こうすると、自然と背筋が伸びますが、〝よい姿勢〟というのは短眠にも適しているのです。

また、重たい衣服を着ている人は、なるべく軽い素材の衣服に替えることでも睡魔の発生を抑える効果があります。

快適な睡眠に圧力を利用する

もちろん、この圧力の効用を睡眠時に使うことができます。

上布団をかけたり、抱き枕を抱えると、大きな安心感が得られるのも、身体にかかる心地よい圧力によって、眠気が発生することが要因です。

パワーナップ時のように早く寝入りたいときは、背中にブランケットをかけるだけでも眠りやすくなります。

睡魔の発生する要因をただ排除するばかりではなく、なかなか寝付けないといったストレスがある場合は、あえて誘発するなどして睡魔をコントロールしてください。

目も身体も脳も酸素不足で睡魔が出てくる

酸素不足で眠気が発生することも、よく知られていることです。

人が多い空間や、密室などで酸素の摂取量が下がると、脳は睡眠を促します。山登りなどで強い睡魔が発生することも酸素不足による要因です。人数の多い会議は、行動が受動的になるだけではなく酸素不足も大きな眠気の原因になっています。

スポーツをしたあとは、疲労によって眠気が発生すると考えられがちですが、体温の急激な上昇と下降、身体全体が酸素を使用するために起こる酸素量の低下が大きな眠気の原因なのです。

睡眠中はただでさえ酸素が不足しているのですが、いびきがあまりにひどい場合などは極端に酸素の供給量が下がってしまうため、翌日に睡魔が発生することもあります。睡眠時無呼吸症候群の方が日中睡魔に襲われやすいのも酸素不足が要因の一つとなっています。

あくびは酸素不足を補う生理的な現象です。ですので、少し眠気を感じてきたら、いったん外へ出て、身体を大きく伸ばして深呼吸することが大切です。

北海道日本ハムファイターズの斎藤佑樹投手が早稲田実業高校時代に甲子園での連投の疲労回復のために使ったことで有名になった酸素カプセルもオススメです。安くはないかもしれませんが、とくに睡眠時無呼吸症候群やいびきが多い人は、疲労回復だけではなく、酸素不足という睡魔の発生条件を軽減するので、家電屋さんや酸素カプセルレンタルのサービスを利用してみてください。ちなみに、ドラッグストアで売っている酸素スプレーは、発生する酸素は多くはなく、使い捨てになるため費用対効果は低くなります。

ともあれ、金銭的な問題以前に、部屋に観葉植物を置いてみたり、部屋の換気をこまめにするなどして、新鮮な酸素をつねに一定量に保つことを心がけましょう。

退屈な時間は野生生物なら必ず眠る

退屈な時間が睡魔を誘発するのは誰でも身に覚えがあるはずです。映画館で上映中に眠ってしまった人も多いことでしょう。

この退屈な時間が睡魔を発生させる原因を動物の睡眠時間から探ってみましょう。

そもそも、動物によって睡眠時間に大きな開きがある理由として、食事にかける時間の長短があります。

象は大きな身体に対して、低カロリーである草や木片を食べる草食系の動物です。野生の象はずっと草を食べているイメージがあるように、1日に16時間もの時間を食事に充てています。食事以外の行動を行うことも考えると、2時間以下の非常に短い睡眠時間になることは必然的です。キリンも樹上の葉を食べたり、首を傾けて草を食べるので、食事に非常に時間がかかります。ドレッシングも何もかけない野菜のみで、1日に必要なカロリーを得ようとしていると考えてください。非常に大変な労力と時間のかかる作業になることがわかります。

野生世界から動物園に来た象やキリンの睡眠時間が増えることも、食事にかける時間が減ることで説明ができます。本来食事に16時間かけていた象が8時間ですませてしまった場合、8時間もの余暇時間が増えます。この時間すべてが睡眠に充てられるわけではありませんが、野生世界の倍以上眠ったとしても、活動するよりも眠ることが優先できる環境であれば何も問題なく生活できます。

つまり、もともと動物の世界では、睡眠とはすべき行動をすべて行ったあとに発生する余暇の時間に行われていました。何もすることがないときというのは、無駄なカロリーを消費しないように本能が動き、睡眠を促すようになります。

ニートや暇を持て余した方の睡眠時間が長い原因も、退屈な時間や時間を持て余すことが多いからです。忙しく働く経営者の睡眠時間が短いのは、余暇時間が極端に短いことが一つの原因になります。

ショートスリーパーになるためには、長時間睡眠で生活している今以上に、行動数を増やしたほうが、達成に非常に有利になります。

それには手が空いたときに行うタスクを、シチュエーション別に分けて箇条書きにしておくことが大切です。つねに時間に追われるという感覚ではなく、自分がやりたいから、手が空いたときに楽しんで行うといった行為があればベストです。

第6章

短眠を維持するために

短眠を達成したあとの安定期までの注意点

1日だけ短眠になることは、この本で短眠を学んでいなかったとしてもできることではないでしょうか。大切なことは、毎日短眠でも安定して生活できることだと考えています。安定した睡眠時間で生活ができなければ、翌日の予定を立てることすらできません。

自分で睡眠時間をコントロールできないということは、「今日は眠気が出なかったらいいなあ」と、睡眠時間や眠気まかせの人生になってしまいます。本当の意味での短眠は、自分が狙った睡眠時間で問題なく活動できることです。

では、どうすれば短眠のままで安定期を無事に迎えられるのでしょうか。

無理は禁物だけれど

簡単に言ってしまうと、「無理をしすぎないこと」と「過去の自分の睡眠と照らし合わせないこと」です。

睡眠不足の症状が出ているにもかかわらず無理をしてしまうと、安定期を迎えることは非常に難しくなります。ただし、まったく無理をしないというのも、元通りの生活のままになってしまいます。

判断基準のコツとして、パワーナップをすることにより眠気が取れる範囲で睡眠時間を減らすように教えています。

睡眠時間が30分短くなるだけでつらくなる人は元の睡眠時間で続けるべきですし、1時間短くしても問題のない人は1時間短くして生活してください。

受講生に対しても同じ提案をしていて、「○○分短くする人が多いので、○○分短くしてください」という提案はしません。自己観察に自信を持っていただくことが大切です。

また、過去の自分の睡眠と照らしあわせてしまうと、「やっぱり○時間の睡眠じゃないと、パフォーマンスに影響する」といった思い込みが発生しがちになります。

今日から行う睡眠はいままでまったく足を踏み出したことのない睡眠習慣になります。過去の自分の睡眠と切り離して考えられる人ほど、短時間で短眠が習得可能です（妙な言い回しですが……）。

四季で変わる睡眠に気をつけよう

私たちが受講生に直接短眠カリキュラムを指導する場合、1年間のサポート期間を用意しています。

これは、短眠の達成に1年間かかるわけではなく、2カ月でマスターした人も、四季それぞれに発生する問題に対する回避方法を知らないために、睡眠時間が戻ってしまう可能性があるためです。

とはいえ、各季節特有の注意点さえ知ることができれば、それに応じて第5章で紹介した睡魔の撃退法を利用すればいいだけの話です。

それぞれ、次にまとめてみましょう。

春の対処法

春は「春眠暁を覚えず」という言葉があるほど、眠気が発生しやすい季節です。春に短眠を行う場合は、日中の眠気が問題になります。日に日に長くなる日照時間と冬の日照時間に慣れている体感のズレが修正しきれないことも眠気の原因です。

睡眠時間の問題ではなく、眠気をとるための睡眠が大切だという認識ができているのであれば、日中発生した眠気をパワーナップの15分程度の仮眠で飛ばすことができるので、いつもよりも1回多くパワーナップをとっていただくことをおすすめしています。

気温の変化が激しい季節でもあるので、可能であれば、厚さの異なる掛け布団を2種類用意しておき、その日の温度によって使い分けることで、体調不良を防ぐことができます。

夏の対処法

夏は春と違って、寝付きが悪くなるという問題が発生します（四季すべて、同じ睡眠時間で活動しなければならないという考え自体が誤っているという前提がありますが）。

寝付きが悪くなるのは、睡魔の発生条件がほかの季節よりも少なくなることが原因です。日が長く、夜も短いですし、暑くて眠れないといった事態も発生します。

ほかの季節と違って、入眠時のテクニックが睡眠時間のコントロールを左右します。

たとえば、冷たいシャワーで足先を冷やしてから、ストレッチを行い、布団の中に入ると、冷たかった足先が徐々に温かくなるにつれて睡魔が発生します。また、第5章でも説明しましたが、身体にかける圧力を利用することができます。何も身体に被せないよりもタオルケットをかけたほうがいいのですが、それでも暑い場合は抱き枕を抱えるだけでも気持ちが楽になります。

秋の対処法

秋は食べすぎや、衣服が夏よりも厚くなってくることによる圧力の問題、室内と室外との気温差のバランスが徐々に逆転することで、睡魔が発生しやすくなります（室内が外よりも涼しい場合は、室内での睡魔の発生が抑えられます）。

夏の「なかなか寝付けない」という問題からは一転し、眠気を排除するためのアプローチが大切になってきます。夏はいかに睡魔を誘発して入眠するか、秋はいかに睡魔を寄せつけないようにするか、という真逆の対処が必要ということです。

ただし、要は食べすぎず、その日の気温に応じて衣服を替えればいいだけの話です。この点を気にかけつつ、睡眠の常識に洗脳されることなく過ごすことが、睡魔撃退のカギです。

各季節特有の主な睡眠トラブルへの対処法

冬

朝、起きづらい季節。

▲対処法

寝室の暖房のタイマーを起床前に設定する。

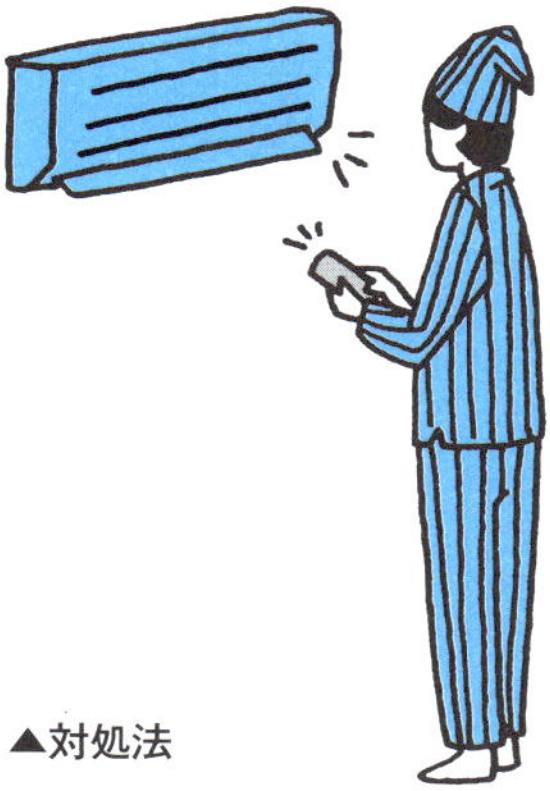

春

ぽかぽか陽気で日中に睡魔が発生しやすい季節。

対処法▲

パワーナップを1回増やす。

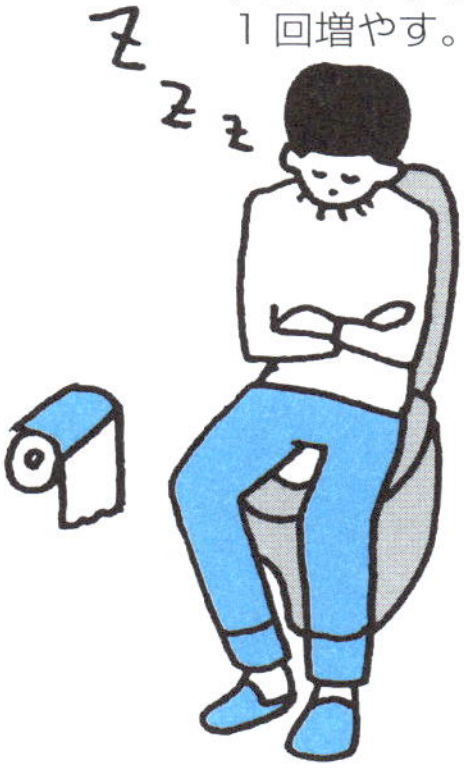

秋

食べ過ぎ、厚着などで睡魔が発生しやすい季節。

▼対処法

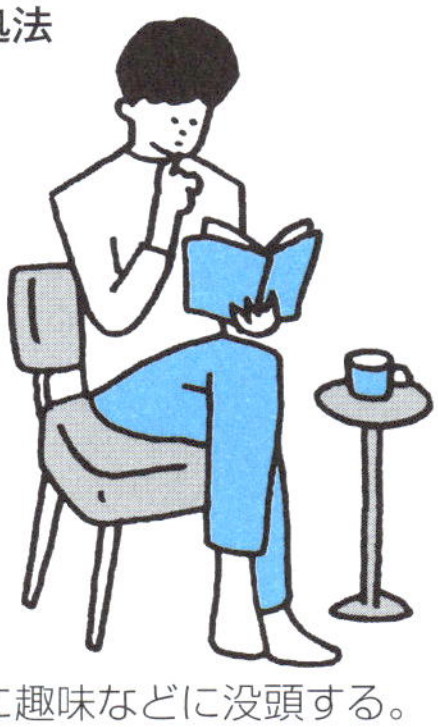

夜中に趣味などに没頭する。

夏

暑くてなかなか寝付けなくなる季節。

対処法▼

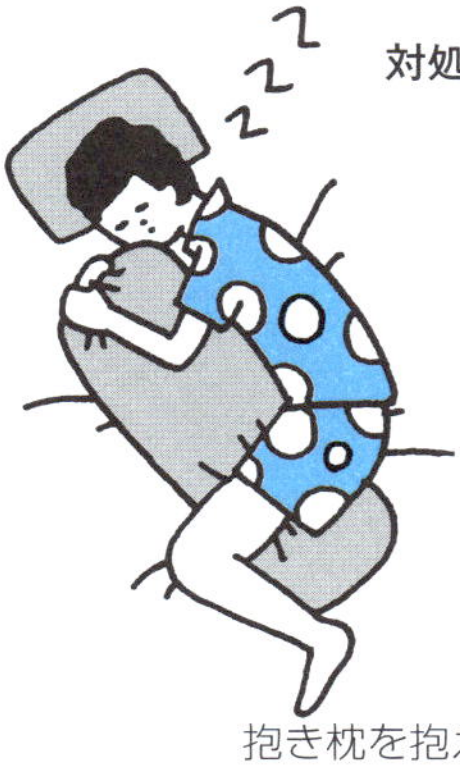

抱き枕を抱える。

また、「秋の夜長」「読書の秋」「芸術の秋」「スポーツの秋」というように、秋は読書によって思索を深めたり、クリエイティブな活動やスポーツをするにはもってこい。夜間に趣味をとことん追求できると考えれば、モチベーションが睡魔をふっ飛ばします。秋は決して短眠に不利な季節ではないのです。

冬の対処法

冬はほかの季節よりも、圧倒的に起床時の問題があります。起床がうまくいかないと、二度寝や三度寝の誘惑が発生します。秋よりも室内と室外の温度差が激しいので、睡魔の発生も強くなります。ほかの生物で考えても「冬眠」という言葉があるように、冬は睡眠時間が非常に長くなる傾向があり、冬に睡眠を求めるのは本能的であるとすら考えられます。

では、冬の短眠は無理をしているのか？　という疑問が湧きそうですが、無理をするわけではありません。すでにお伝えしましたが、睡眠時間が短くても睡魔の発生条件がまったくない場合は眠気に悩むことはありません。

季節に関係なくいえることですが、とくに冬は、二度寝をしないというルールの徹底、適度なパワーナップの利用、睡魔にエンカウントしない過ごし方を心していただければ、問題なく短眠生活を継続できます。

とはいえ、具体的な冬の寝起きの対処法としては、起床時間の少し前に部屋が温かくなるようにエアコンのタイマーをセットし、布団から出やすい環境を整えることが有効です。

短眠をしていることは、できるだけ第三者に伝えない

短眠で生活していることを他人に伝えると、現代当然のように思われている「睡眠中に身体の機能が回復する」であったり、「人間は睡眠中に成長する」ということを信じている方から、必ず否定されてしまいます。

現代の睡眠の定説というものは、十分な根拠や証拠がなく、仮説の域を出ないうちに承認されてしまったものです。そうでなければ、現代の曖昧な睡眠の定説ではなく、〝睡眠の定義〟というものがすでに存在しているはずです。

しかしながら、定説の力というのは非常に強く、短眠をマスターした人でも、ずっと

家族や周囲から否定の言葉を浴びせられることで、実体験の短眠のほうが健康的に過ごせているといったことを忘れ、周囲の人の意見に流されてしまいます。

「家族や会社の同僚や友人からおかしいと言われる」「変な目で見られる」「不健康だと言われる」「病気だと言われる」「寿命を削っていると言われる」「仕事の失敗を睡眠不足のせいにされる」といったご意見を大量にいただいています。

このようなことを繰り返し何度も言われることで、ショートスリーパーの心の中に、「命を削って、健康を削って、自分は毎日仕事をしているんだ」や「今は健康だけど、将来自分は必ず病気になるだろう」という思いが生まれてしまいます。

睡眠時間が短いことが原因ではなく、まわりがしっかりした知識や根拠もなく、無責任に否定することで不安になるのです。

短眠社長の憂鬱

私の兄が勤めていたクリーニング会社の社長は、60歳を超えてもバリバリ働いていますが、休みもとらずに、毎日朝早くから夜遅くまで仕事をしています。毎日の睡眠時間は3～4時間です。先日、社長とお話ししているときに相談されました。

「僕の睡眠時間は3時間ぐらいだけど、まわりの人から絶対おかしいって言われるし、気を張りつめて無理しているぶん、そのうち絶対ガタが来るってずっと言われている。そう言われると、確かに今は大丈夫でも、将来が不安になってくる」

僕はこの意見に対して、

「では、最近風邪とかひきましたか？」と聞くと、「いや、風邪とかはここ3〜4年ひいたことがなくて、これは小さな病気にはならずに、ガツンと大きな病気にかかる前触れなのかな？」と言っていました。

まわりの人がショートスリーパーを病気にさせる典型だと思います。社長は、睡眠時間が短いからこそ（ここでは、あえてこう言います）3〜4年風邪をひいてないにもかかわらず、多数の人間から否定されることで自分の健康を信じられなくなっています。

他人の睡眠時間を否定するな

4カ月以上1時間以下の睡眠時間で活動しているあるショートスリーパーは、このように言っていました。

「僕は自分が短眠で生活しているのをまわりには隠しています。健康診断の睡眠時間の欄にも7時間睡眠と書きます。そうじゃないと、何か起こったときに、自己管理のせいにされるからです」

この人は、自己管理の結果、短眠になり、自由な時間や、心の安らぎを手に入れたにもかかわらず、世間の短眠に対するイメージから、ショートスリーパーの身分を隠すことを選びました。

私もサラリーマン時代、短眠をはじめてからしばらく、朝6時に出社して夜中の3時に帰宅するという生活を繰り返していました。自然と、セコムの警備員とも仲良くなるような生活サイクルです。

そのため、仕事の生産量は同僚に比べて圧倒的なものでした。ところが、驚いた上司にその理由を聞かれたので、睡眠時間が3時間未満だと話したら「異状だ！」と判断されてしまいました。

健康診断ですべてA判定の健康体だったにもかかわらず、産業医に呼び出しを受け、余分に検査や問診をされました（もちろん異状はなく、先生はただ驚いていました）。また、睡眠時間の話をした日から、仕事の失敗や人間関係のトラブルなど、すべて「睡眠時間が短いからだ」という怒られ方に変わりました。

逆説的にはなりますが、他人の睡眠時間を否定してはいけないとお伝えしています。その人が短眠だろうが、長眠だろうが、関係ないのです。本人が幸せであり、健康的であり、やりたいことをやっている、夢がある、明日を生きる活力がある、他人に迷惑をかけていない、ということであれば、誰も他人の睡眠時間を否定すべきではありません。

ちなみに、私を診てくださった産業医は、私の講座の受講生となり、今では立派なショートスリーパーになっています。

体調不良時の睡魔は睡眠が必要だから出るわけじゃない

「体調不良のときには眠ったほうがいいと思うんですが、ショートスリーパーは体調不良のときにも、短時間の睡眠で生活しているんですか？」とよく聞かれます。

お答えしますと、多くの人が長時間眠ります。

体調不良や怪我が発生すると、本能は生命の危機と認識します。たとえば大昔であれば、その状態で狩りに出かけても、成果を上げることは難しいですし、感染症などであれば、周囲の仲間に感染を広げることになります。命のやり取りである狩りにおいては、逆に捕食される対象となる可能性も広がります。危機的状況をさらに悪化させず、安全な空間でやり過ごすよう、本能が睡魔を発生させるのです。

とはいえ、ショートスリーパーは回復効果を期待するから寝るのではありません。必要性があるときは短眠で行動しますが、緊急性のあるアポや約束がない場合は、記憶を飛ばす目的で睡眠をとります。

血流やリンパの流れ、免疫力低下や酸素量の不足など、あらゆる状況において睡眠時は身体にとって不利になるとお伝えしましたし、体調の回復にも不利なのですが、体調不良の時間を睡眠によってやり過ごすのです。

大切なことは、体調を回復させるために寝るのではなく、運動機能の抑制や集団生活からくる本能によって睡魔が発生するという認識に切り替えてください。

薬を処方されたときは？

体調不良のとき、大きな注意が1点あります。

病院や薬局で、抗生物質が処方された際は、腸内細菌のバランスが変わるなどの事態が起こります。

腸内細菌のバランスが狂っている状態は、免疫力が著しく低下しています。したがって、抗生物質の処方がされた場合は、状況にかかわらず、活動を控えて安静にすることをすすめます。

睡眠で体調が回復するという錯覚のカラクリ

なぜ、睡眠をとったら体調不良が回復するものと、睡眠学者や研究者が捉えつづけるのかという疑問が生まれますが、入眠前の快楽や、睡眠後の睡魔や倦怠感の軽減が、睡眠中に疲労を回復している証拠だという思い込みがいまだに捨てられないからです。

睡眠中は記憶がなくなるので、時間の経過とともに疲労が回復していく実感を得られません。

ずっと起きつづけていたとしても、運動をしてから2時間が経過するのと8時間が経過するのとでは、8時間が経過したほうが運動の疲労は回復しているはずです。

同様に2時間で目が覚めた人に比べて、8時間経過している人のほうが、疲労感が軽減しているように感じるのは当然なのです。

ここでは、病気だから睡眠が必要になり、眠気が発生するわけではないということを理解してください。

能動的な行動が睡魔を撃退する

これから勉強をしようとやる気満々だったのに、親に「早く勉強しなさい！」と言われたとたんにやる気がなくなり、倦怠感に襲われた経験をお持ちの方も多いと思います。行動自体はまったく同じにもかかわらず、主体的なときは睡魔が出ず、他人から強制されたときは睡魔が出るということがあります。

出勤してタイムカードに打刻した直後に眠たくなり、退勤を押したら元気になる人も、同様の構造に組み込まれています。

人は受動的になると睡魔が発生しますが、逆に主体的になることで睡魔を軽減できます。

たとえば、社会人であれば会議の準備を自分でしたり、学生であれば早めに登校して教室を掃除するなどし、「この空間を用意したのは私だ」と認識できるようになると睡魔は大きく軽減されます。

一番いいのは、会議や授業中に発言権や自分の考えをプレゼンする時間があることですが、立場上、難しいこともあります。

そのような場合にも、何か自分がその空間のためにできることはないかを探し、行動すると睡魔は軽減されます。

短眠を身につける前に身につけたい2つのこと

世の中には、睡眠の明確な定義がないにもかかわらず、毎日のように「睡眠は大切」であったり、「睡眠をとらないとひどい目にあう」といった情報が流れています。

情報をシャットアウトしようとしても、勝手に目や耳に入ってくるため、短眠を習得するうえで非常に大きな足かせとなります。

短眠を理論的に理解し、腑に落としていたとしても、何度もそういう情報を入れられると、情報はいとも簡単に塗り替えられてしまいます。そこでぜひ、短眠こそ心身に有利であり、長時間睡眠はむしろ身体に悪いという情報が書いてある本書を繰り返し読んでください。より安定した短眠を習得することができるようになります。

短眠を本気で身につけたいのであれば、その前に身につけなければならないことが2つあることを覚えておきましょう。

まずは、この本を衣服や携帯電話のようにつねに身につけること。そして、暇ができたタイミングで本書を開く癖を身につけること。

それが日常になったとき、あなたは立派なショートスリーパーへと変貌《へんぼう》しているはずです。

受講生の短眠日記

実際にネイチャースリープの短眠カリキュラムに挑み、短眠を習得した受講生の記録を特別公開！ 講師と受講生が直接SNSでやり取りし、2015年10月2日～12月1日の2カ月間、ショートスリーパーに変貌する過程を交換日記形式で記録しました。短眠になっていく過程や悩みなどがかなりリアルに描かれているので、ショートスリーパーを目指す方はぜひ参考にしてください。

受講生：H・Iさん
東京都在住の28歳男性。デスクワーク中心の会社員で残業は週18時間程度、土日祝日が休日の典型的なサラリーマン。1人暮らしをしており、結婚を前提に2年間付き合っている彼女がいる。
受講前の睡眠時間：7時間
設定睡眠時間（本眠）：3時間
設定起床時刻：6:00 → 5:00（朝の活動時間を確保するため、途中でシフト）

【凡例】

本眠＝夜の睡眠時間　PN＝パワーナップ　A.＝講師のアドバイス
短眠週休2日制＝カリキュラム実行中、週2日までは2日連続ではないかぎり長眠OK
＊短眠日記における1日の記録は、夜間の本眠からはじまり、次の本眠までのPNまでという構成になっています。たとえば、金曜日に関する記載は金曜夜の本眠から土曜日夜までのPNが記載されています。少し違和感があるかもしれませんが、実際の記録データの臨場感を味わっていただくためにあえてそのまま掲載しています。

特別付録

1日目　10/02（金）
本眠　03:00～05:30(02:30)
P　N　11:45～12:00(00:15)
P　N　21:00～21:15(00:15)
短眠生活の開始日。緊張からか、アラームよりも30分早く目が覚め、日中も眠気を感じることはありませんでした。
A. 緊張というよりも、短眠の知識を得たことによる効果が大きいと考えられます。ただし、この効果は一時的で、ルールを守らないと元に戻ってしまいますので気をつけてください。

2日目　10/03（土）
本眠　03:00～06:00(03:00)
PN失敗　10:50～13:10(02:20)
P　N　23:00～23:15(00:15)
予定通り起きることができましたが、特に予定がなく、日中部屋で過ごしていたら急激に眠くなって居眠りをしてしまいました。この眠くなったタイミングでPNをとればいいのでしょうか？
A. 眠くなってからではなく、その前にPNをとるようにしてください。そもそも眠気を発生させないことが重要です。

3日目　10/04（日）
本眠　02:00～06:00(04:00)
P　N　20:20～20:35(00:15)
P　N　23:40～23:55(00:15)
短眠生活開始からはじめての出社日。3時間睡眠での仕事に対する影響が怖くて、少し長く寝てしまいました。昼休みにPNをとろうとしましたが、まわりの人が立てる音が気になって眠れず、午後はかなり眠かったです。会社でPNをするためのアドバイスをください。
A. お仕事お疲れ様です。3時間睡眠の影響が怖いとなると、知識の入れ替えが足りない可能性があります。具体的にどのような不安だったのか、お電話で聞かせてください。
PN時にまわりの音が気になる場合、会社や近くのカフェなどのトイレで試してみてください。意外と思うかもしれませんが、この方法でスッキリ感を得られる受講生の方が結構います。ただ、真冬のトイレは寒いので、できれば冬になる前に暖かくて安心してPNがとれる環境を探してください。

てしまっていますね。まず、本能が本眠と勘違いする可能性が高いので、夜間の PN は控えてください。どうしても必要なときは、5 分などの短い時間でアラームを設定することで、寝過ごしを防ぐことができます。

また、夜の PN をベッドの上など本眠時と同じ環境で行うと、筋肉が弛緩し、起き上がりにくくなるため二度寝しがちになります。横にならず、椅子に座った状態で PN をして、起きたら目覚ましを止めてそのまま冷たい水で洗顔をしましょう。冷たい水で顔を洗うと、かなりの刺激になります。

4 日目　10/05（月）
短眠週休2日制
本眠　02:30～06:00(03:30)
P N　12:40～12:55(00:15)
P N　22:00～22:15(00:15)
昨日教えていただいたとおり、昼休みに会社のトイレで PN をとりました。午後も眠気を感じることはなく、仕事がはかどりました。
A.PN の問題が解決できて何よりです。また何でも相談してください。

5 日目　10/06（火）
本眠　03:00～06:00(03:00)
P N　12:40～12:55(00:15)
PN失敗　22:00～(そのまま本眠)

6 日目　10/07（水）
本眠　～04:00(06:00)
P N　12:35～12:50(00:15)
P N　22:00～22:15(00:15)
夜 22 時に PN をとろうとしたら、寝過ごして 4 時まで寝てしまいました。目覚ましを止めた記憶がありません。予期せぬ失敗に凹んでいますし、そのせいか仕事がまったく進んでいません（泣）。二度と同じ失敗はしたくないのですが、コツなどありますか？
A. 目覚まし時計を止めた記憶がないとすると、二度寝をし

7 日目　10/08（木）
本眠　03:00～06:00(03:00)
P N　12:40～12:55(00:15)
P N　23:00～23:15(00:15)
オフィスでコーヒーを飲みすぎて気分が悪くなってしまいました（4 杯くらいだったと思います）。カフェインの取りすぎは身体に悪いのでしょうか。でも、眠くなったときの対応がわからず、コーヒーを飲んでしまいます。仕事の集中力を上げたいのですが、コーヒー以外にどんな方法で眠気を飛ばせばいいでしょうか？
A. コーヒーを飲むことで退治

先生助けてください！　いつ眠たくなるのかを観察するように言われてから、眠くなるタイミングをはかっているのですが、食後にいつも眠くなってしまいます。食後にコーヒーを１～２杯は飲むのですが、効果が感じられません。何か良い方法はないでしょうか？

A. 満腹時は睡魔が発生するものです。また、コーヒーは眠たくなってから飲んでも睡魔を除去する効果はありません。カフェインは睡眠物質アデノシンが受容体に吸着するのを防いでくれますが、吸着済のアデノシンは除去できません。
しかし､食前にコーヒーを飲み、食後にPNをとることで、食後の睡魔を防止できます。非常に有効で､我々はこれを通称｢コーヒーナップ」と呼んでいます。

10日目　10/11（日）
本眠　03:00～06:00(03:00)
P N　12:30～12:45(00:15)
P N　22:00～22:15(00:15)

11日目　10/12（月）
短眠週休2日制
本眠　01:30～06:00(04:30)
P N　12:35～12:50(00:15)
P N　00:15～00:30(00:15)

できる睡魔は、起きている時間が長いときの睡魔と、食後の睡魔の２種類です。この２つに心当たりがない場合は、別の睡魔の可能性があります。
表情筋を動かすと眠気を飛ばすことができるので、ガムを噛んでみてはいかがでしょう（できれば眠気が発生する前に）。それでも眠たくなる場合もあるかもしれませんので、眠たくなった時間を書くようにしていてください。

8日目　10/09（金）
短眠週休2日制
本眠　01:30～06:00(04:30)
P N　10:00～10:15(00:15)
P N　23:00～23:15(00:15)
会社が休みの日でも、朝無事に起きられるとホッとします。3日前くらいから「朝一番にシャワーを浴びる！」と決めてから安定してきたように感じます。

A. 朝一番のシャワーはみなさんにおすすめしていることです。そもそも髪を濡らすと、横になって寝ようとは思わなくなりますよね。

9日目　10/10（土・祝）
本眠　03:00～06:00(03:00)
P N　13:00～13:15(00:15)
P N　22:00～23:45(01:45)

ないのが、不潔な状態だと、脳の受容感度が下がってしまいます。お風呂やシャワーは身体をクリーンにすることで、刺激に対して反応しやすい状態をつくれます。お仕事が忙しいとは思いますが、お風呂やシャワーは日に２回入るくらいが理想と考えてもらえると幸いです。

15日目　10/16(金)
短眠週休2日制
本眠　01:00～06:00(05:00)
P N　11:30～11:45(00:15)
P N　00:30～00:45(00:15)

16日目　10/17（土）
本眠　00:00～06:00(06:00)／06:20～08:40(02:20) 二度寝
P N　15:40～15:55(00:15)
P N　00:00～00:15(00:15)
彼女が家に来ました。久しぶりだったこともあるのか、寝るタイミングも彼女と一緒で、いつも目覚めている時間に起きたあとも、ベッドに戻って彼女と一緒に寝てしまいました。彼女が来たときに一緒に寝て、彼女を起こさずに短眠を実行するコツとかはありますか？
A. 性行為をしているかどうかがポイントになります。短眠を目指すと決めている場合は、性行為をしないほうが有利になり

12日目　10/13（火）
本眠　03:00～06:00(03:00)
P N　12:35～12:55(00:20)
P N　22:00～23:45(01:45)

13日目　10/14（水）
本眠　03:00～06:00(03:00)
P N　12:40～12:55(00:15)
P N　23:30～23:50(00:20)

14日目　10/15（木）
本眠　なし
P N　3:00～03:15(00:15)
P N　8:30～08:45(00:15)
P N　12:50～13:05(00:15)
P N　15:30～15:45(00:15)
前日に仕事をしすぎて帰宅できず、入浴はおろか着替えもできていない状態でそのまま仕事をしていたら猛烈な眠気が発生しました。外に出て、電話で彼女と話をして戻ってきたら睡魔は飛びました。失敗ではないのですが、報告まで。
A. お風呂に入ることは大切です。Ｈさんのようなオフィスワーカーの方は、眼精疲労が発生しやすいので睡魔も出やすいものです。お風呂に入れば湯気で目の潤いを取り戻せますし、冷えも回避できます。入浴が難しい場合はせめてシャワーだけでも浴びてください。
また、何より見落としてはいけ

ます。性行為をして眠る場合には、男性はレム睡眠が出づらくなるため、かなり厳しい状態からの起床となります。

性交後、15分以上寝てしまうと間違いなく寝過ごしてしまうため、15分以内でアラームをかけ、手の届かないところに置くようにしてください。性行為のあとで大切なのは、精神論のようになりますが絶対に起きると覚悟することです。ただ、彼女さんが寂しがらないようにだけ、ご配慮ください。

17日目　10/18（日）

本眠　03:00～06:00(03:00)
P N　12:40～12:55(00:15)
P N　23:30～23:45(00:15)

18日目　10/19（月）

本眠　03:00～06:00(03:00)
P N　12:40～12:55(00:15)
P N　23:45～00:00(00:15)

慣れてきたので朝の時間にゆとりがほしいと考えています。6時起きだと、勉強の時間が中途半端になるため、できれば、5時起きにしたいと思いますが、大丈夫でしょうか？　また、5時起きにした時に注意点などありますか？
A. もちろん5時起きに変更することは大丈夫ですが、起床時間をずらすということは、今まで築き上げてきた習慣という補助輪をなくすようなものです。
5時起きに切り替えるタイミングは、開始前日から少し早く寝ることをオススメしています。

また、今の段階で起床時間を変更する場合、大げさに聞こえるかもしれませんが、短眠をこれから始めようとした日と同じくらいのマインドセットをするイメージでお願いします。

19日目　10/20（火）

起床時間変更に伴う入眠時間調整

本眠　01:30～05:00(03:30)
P N　07:45～08:00(00:15)
P N　12:40～12:55(00:15)
P N　22:35～22:50(00:15)

20日目　10/21（水）

本眠　02:00～05:00(03:00)
P N　12:40～12:55(00:15)
P N　22:15～(そのまま本眠)

21日目　10/22（木）

本眠　～05:00(06:45)
P N　12:30～12:45(00:15)
P N　22:30～22:45(00:15)

仕事中、私がミスをしたわけではないのに、上司に理不尽に怒られて激しいストレスを感じ、帰宅後に猛烈な睡魔に襲われ

23日目　10/24（土）
本眠　02:00～06:10(04:10)
二度寝
P N　12:40～12:55(00:15)
P N　18:20～18:35(00:15)
P N　23:15～23:30(00:15)

24日目　10/25（日）
短眠週休2日制
本眠　00:45～05:00(04:15)
P N　12:40～12:55(00:15)
P N　23:15～23:30(00:15)
最近眠くなることが増えてきました。昨日二度寝をしてしまったにもかかわらず、今日も眠気に耐えられずにいつもよりも早い時間に眠ってしまいました。5時起きに変えてから3時間睡眠での生活がつらくなってきました。どうやって調子を取り戻したらいいでしょうか？
A. 調子を崩されたようですので、一度4時間睡眠にして様子を見ましょう。これまでもですが、明日からはとにかくルールを守ることを徹底してください。起床時間は固定し、入眠時間を1時にずらしてください。
3時間睡眠に戻す時期については、今後の睡眠記録を観察させていただき、こちらから指示します。

また、基本的に二度寝の翌日に短眠週休2日制を持ってくるした。眠ってストレスを飛ばしたくなって眠ってしまったのですが､これではダメでしょうか。
A. お仕事お疲れ様でした。ダメではないのですが、いくつかアドバイスをしますね。
ストレスがあると眠たくなると思いますが、ストレスを感じた状態で寝てしまうと、レム睡眠が出にくくなります。したがって、眠るのではなく、カラオケに行ったり、腕立て伏せやジョギングといった運動をすることで気分転換することが有効です。その場合のコツは、頭を使う余地がないほど身体を動かすことです。想像以上にリフレッシュすることができます。

また、もし可能でしたら、彼女さんに建設的な愚痴を言ってみるのはいかがでしょうか。もしかしたら、思わぬ解決策を提案してくれるかもしれません。

余談ですが、上司の方はもしかしたら、睡眠不足状態でイライラしているのかもしれません。短眠のHさんは、余裕があるぶん、広い心で接しましょう。

22日目　10/23（金）
本眠　02:00～05:00(03:00)
P N　12:40～12:55(00:15)
P N　20:15～20:30(00:15)
P N　23:40～23:55(00:15)

ドという現象が発生します。ただ、PN の様子などを見ていると、それは少し考えづらいため、確認させていただきたいことがあります。ヘビーなものを食べた直後に眠ってしまったか、アルコールを飲んだ直後に眠ってしまったか、もしくは入眠前のストレッチを忘れたということはありませんか？　起床時の倦怠感がいつもより激しい場合、ストレッチをしていなかったという人が多いのです。

もし、今挙げた理由ではなく、ご質問のような状態の場合、ほかの原因を探りますので、まずはストレッチの有無を教えていただけると幸いです。

28 日目　10/29（木）
本眠　01:00～05:00(04:00)
P　N　12:35～12:50(00:15)
P　N　21:30～21:45(00:15)
ご指摘のとおり、ストレッチを怠っていました。入念にストレッチを行ってから本眠をとったら起床時に爽快感を得られました。
A. 効果を得られたなら何よりです。ですが、慣れてきたからといって、ルールを破ってしまうと寝起きがつらくなります。ほかのルールも含め、おろそかにせず、毎日継続するようにしのは避けてください。本眠の入眠時刻前に眠くなるときは運動をすることで受容感度を上げるか、PN で眠気を除去するようにしてください。

25 日目　10/26（月）
本眠　01:00～05:00(04:00)
P　N　12:35～12:50(00:15)
P　N　23:15～23:30(00:15)
アドバイスありがとうございます。本日から 4 時間睡眠にて再度がんばります。初日は大分楽に感じました。

26 日目　10/27（火）
本眠　01:00～04:00(03:00)
P　N　12:35～12:50(00:15)
P　N　23:15～23:30(00:15)

27 日目　10/28（水）
本眠　01:00～05:00(04:00)
P　N　07:45～08:00(00:15)
P　N　12:30～12:45(00:55)
P　N　23:30～23:45(00:15)
今日は朝の寝起きがものすごくつらかったです。昨日より少し長い睡眠時間だったと思うのですが、うまくいえませんが、吐きそうな眠気がありました。これは前日の睡眠時間が短かったからでしょうか？　無理をしすぎた結果でしょうか？
A. 睡眠不足のときにリバウン

ジョギングで静止疲労をとることで、入眠前に副交感神経を優位に立たせることができます。これにより起床時に交感神経を優位に立たせることができ、起床時の爽快感を得られます。

31日目　11/01（日）
短眠週休2日制
本眠　00:00〜05:00(05:00)
P N　12:40〜12:55(00:15)
P N　23:45〜00:00(00:15)

32日目　11/02（月）
本眠　01:00〜05:00(04:00)
P N　12:40〜12:55(00:15)
P N　22:20〜22:35(00:15)

33日目　11/03（火・祝）
本眠　01:00〜05:00(04:00)
P N　12:40〜12:55(00:15)
P N　22:40〜22:55(00:15)
静止疲労をとる目的で3日前から夜のジョギングをはじめたところ、本眠の時刻直前でも眠気を感じないようになりました。身体は筋肉痛ですが（笑）すごく心地良いです。運動の大切さを実感しています。
短眠をする前の自分だと夜にジョギングをするなんて考えられなかったですし、短眠になってもやろうと思ってなかったのですが、いざ短眠になると本当てください。

29日目　10/30（金）
短眠週休2日制
本眠　00:00〜05:00(05:00)
P N　12:40〜12:55(00:15)
P N　23:05〜23:20(00:15)

30日目　10/31（土）
本眠　01:00〜05:00(04:00)
P N　07:40〜07:55(00:15)
P N　18:40〜18:55(00:15)
P N　00:00〜00:15(00:15)
仕事がある日と完全オフの日とで、朝の寝起きの感覚がまったく違います。仕事がある日のほうが起きやすいように感じます。これは会社に行く日のほうが緊張しているからでしょうか？　もしくは仕事がある日が寝不足で、休日にそのぶんを取り戻そうとしている感じでしょうか？
A. 会社に行く日は朝の自由時間にも限りがあるため、危機感からコルチコトロピンの分泌量が増えることで目覚めやすいということを認識してください。また、休日の朝は副交感神経が優位に立っているため、比較的起きにくくなります。休日前夜にマッサージを受けたり、いつもよりゆっくり入浴してコリをほぐしたり、30分程度の軽い

考えられます。ショートスリーパーのほうが、そうでない人より集中力が高くなります。

35日目　11/05（木）
本眠　01:00〜05:00(04:00)
ＰＮ　12:40〜12:55(00:15)
ＰＮ　22:40〜22:55(00:15)

36日目　11/06（金）
本眠　03:00〜05:00(02:00)
ＰＮ　21:00〜21:15(00:15)

37日目　11/07（土）
短眠週休2日制
本眠　00:00〜05:00(05:00)
ＰＮ　10:40〜10:55(00:15)
ＰＮ　17:15〜18:15(01:00)
ＰＮ　23:00〜23:15(00:15)
昨日寒かったですよね……。薄着で外に出てしまった影響か、すごく身体が冷えた感じがありました。家に帰ってきてからお風呂を沸かしているのを待っている間にテレビを見ていたのですが、気づいたら1時間も眠ってしまっていました。油断していました。
A. たしかに昨日は日中も冷えましたね。1時間も眠ってしまったということですが、油断に加えて、睡魔の発生条件を満たしていたことが大きな原因です。寒い室外から暖かい室内へに感情も変わるんですね！　小さなことかもしれませんが、自分が変わったなあという自覚が出たので、報告させていただきました。
A. ご報告ありがとうございます！　素晴らしいです。PNをとることによって、間脳が鍛えられますので、行動力が上がります。さらに、運動をすることによっても睡眠物質のアデノシンを分解することができるので、睡魔の発生防止にもなります。短眠を習得するうえでも有利になりますので、ぜひ継続してみてください。

34日目　11/04（水）
本眠　01:00〜05:00(04:00)
ＰＮ　12:40〜12:55(00:15)
ＰＮ　23:00〜23:15(00:15)
短眠をはじめてから、それ以前と比べて眠気に困っているわけではありませんが、正直に言いますと、15〜16時の集中力がどうしても出ないと思っていました。ですがここ数日、集中力が定時過ぎまで長時間継続するようになった気がします。
A. そう感じてもらえるのは何よりです。睡眠不足を残しつつ短眠を行っているような状態から、ショートスリーパーに状態が切り替わってきているのだと

15分のアラームが鳴る直前に起きました。ただ、すごく汗をかいていて、PN前の眠気が嘘みたいに飛びました。その後の眠気も出なかったのですが、はじめてのことで驚いています。

A. ものすごく長い夢を見ることは、まったく異状ではないのでご安心ください。むしろ、眠気をとる睡眠の割合が多いということです。夢を見ることが長く感じるのは、脳がそれだけ活動しているということです。眠っている間の脳の活動が激しいほど、睡魔は飛びますので、明日以降も今回のようなPNを目指してください。

また、普段よりも筋弛緩をして体温も下がると同時に汗を大量にかきますので、これもまたPNがうまくとれたパラメーターとして認識してください。

42日目　11/12（木）
本眠　01:00〜04:55(03:55)
P N　12:40〜12:55(00:15)
P N　23:00〜23:15(00:15)
本眠からの起床時、アラームが鳴る前に起きられました。

A. アラームの前に自然に目が覚めるようになったのは起床ホルモンが分泌されるようになったためです。これまで二度寝をせずにつづけてきた成果ですので、移るタイミングで睡魔が発生します。時期的に寒い日が続きますので、外出の際は厚着をするようにしてください。

また、自宅で過ごされるときは窓を開けて部屋を涼しくしたり、靴下を脱いで過ごされたりして体を温めすぎないようにすると睡魔の発生を防げます。

38日目　11/08（日）
本眠　01:00〜05:00(04:00)
P N　12:40〜12:55(00:15)
P N　22:30〜22:45(00:15)

39日目　11/09（月）
本眠　01:00〜05:00(04:00)
P N　12:40〜12:55(00:15)
P N　22:35〜22:50(00:15)

40日目　11/10（火）
短眠週休2日制
本眠　00:30〜05:00(04:30)
P N　12:40〜12:55(00:15)
P N　23:40〜23:55(00:15)

41日目　11/11（水）
本眠　01:00〜05:00(04:00)
P N　12:40〜12:55(00:15)
P N　23:05〜23:20(00:15)
PNでものすごく長い夢（体感として1時間くらい）を見たのですが、これは異状でしょうか？「絶対に寝過ごした」と思ったら

引き続き二度寝やスヌーズ機能の使用は絶対に禁止でいきましょう。
そして、昨日のPNの状態や、アラーム前に自然に目覚められていることから、睡眠時間を3時間に戻しましょう。

43日目　11/13（金）
本眠　02:00〜05:00(03:00)
P N　12:40〜12:55(00:15)
P N　22:20〜22:35(00:15)
ありがとうございます！　自分でも安定感を感じられるようになってきたので、今日からまた3時間睡眠でがんばります。

44日目　11/14（土）
本眠　02:00〜05:00(03:00)
P N　09:40〜09:55(00:15)
P N　21:40〜21:55(00:15)

45日目　11/15（日）
短眠週休2日制
本眠　01:00〜05:00(04:00)
P N　12:40〜12:55(00:15)
P N　23:30〜23:45(00:15)

46日目　11/16（月）
本眠　02:00〜05:00(03:00)
P N　12:40〜12:55(00:15)
P N　23:30〜23:45(00:15)

47日目　11/17（火）
本眠　02:00〜04:50(02:50)
P N　12:50〜13:00(00:10)
P N　23:20〜23:35(00:15)

48日目　11/18（水）
短眠週休2日制
本眠　01:00〜05:00(04:00)
P N　12:40〜12:55(00:15)
P N　23:15〜23:30(00:15)

49日目　11/19（木）
本眠　02:00〜05:00(03:00)
P N　12:40〜12:55(00:15)
P N　23:40〜23:55(00:15)
睡眠時間を3時間に戻してからの1週間、おかげさまで特にペースを崩すことなく過ごせました。引き続きよろしくお願いします。
A.Hさんが毎日ルールを破ることなく短眠生活を続けてきた結果だと思います。この先もいろいろなことがあると思いますが引きつづきがんばっていきましょう。何かあればまた相談してください。

50日目　11/20（金）
本眠　02:00〜04:55(02:55)
P N　13:40〜13:55(00:15)
P N　22:20〜22:35(00:15)

える結果となり、そのうえ、翌日以降の睡魔も発生しやすくなるため、気をつけてください。
もし早起きしたいのでしたら、起床時間の固定の習慣を活用して、普段と同じ時間に起きることをおすすめします。彼女さんが起きる前に出発の準備を終わらせておくと喜ばれるのではないでしょうか。単に目覚ましをセットするのではなく、隣で眠る彼女さんを起こさないよう、すぐに目覚ましを消そうという気持ちでセットすると、起床ホルモンの分泌を促すことができます。

53日目　11/23（月・祝）
本眠　02:00～05:00(03:00)
P N　12:40～12:55(00:15)
P N　22:20～22:35(00:15)

54日目　11/24（火）
本眠　02:15～05:00(02:45)
P N　12:40～12:55(00:15)
P N　23:20～23:35(00:15)

55日目　11/25（水）
短眠週休2日制
本眠　01:00～05:00(04:00)
P N　12:40～12:55(00:15)
P N　22:20～22:35(00:15)

51日目　11/21（土）
本眠　02:00～04:55(02:55)
P N　07:40～07:55(00:15)
P N　15:20～15:35(00:15)

52日目　11/22（日）
本眠　01:00～08:00(07:00)
P N　19:40～19:55(00:15)
彼女と旅行に行ったときにですが、思い切り一緒に眠ってしまいました。
1泊2日の日光への旅行だったのですが、早朝に温泉で一人風呂をしようと思っていたので残念でした。旅行のときの睡眠のコツなどはありますか？
A. 旅行がもし1泊だけの場合は何も気にせず、眠ることも選択肢の一つです。起きて活動するのも違った味わいがあるのですが、どうしても夜に何もない旅先の場合に、無理して起きているのはつらいと思います。ですので、そういった場合も眠ってくださって大丈夫です。日光に何もないと言いたいわけではありませんので悪しからず(^^;
旅行先など、状況が変わった時は、レム睡眠が出づらくなることもありますので、何よりも無理をしないことが大切です。ただし、次の日に二度寝や寝過ぎをしてしまうと、睡眠時間が増今朝はいつも以上に早く目覚めたので、普段より1時間早く会社に向かいました。

デスクについて作業を開始しようとしたのですが、ふと共用の資料がきれいにファイリングされていないことが気になり、せっかくなので整理をしました。
A. すごくいい傾向ですね。短眠で生活をしていると、自分のための行動だけでは時間が余ってしまう人が多く、結果として誰かのための行動をとれるようになります。

60日目　11/30（月）

本眠　02:00～05:00（03:00）
P N　12:40～12:55（00:15）
P N　22:00～22:15（00:15）

61日目　12/01（火）

本眠　02:00～04:55（02:55）
P N　12:40～12:55（00:15）
P N　22:20～22:35（00:15）

56日目　11/26（木）

本眠　02:00～04:30（02:30）
P N　12:35～12:50（00:15）
P N　23:00～23:15（00:15）

57日目　11/27（金）

本眠　02:00～04:50（02:50）
P N　12:50～13:00（00:10）
P N　22:40～22:55（00:15）

58日目　11/28（土）

睡眠週休2日制
本眠　00:30～05:00（04:30）
P N　18:30～18:45（00:15）
少し長い時間眠りましたが、不思議と焦ったような感覚がありません。睡眠時間に対して、肩の力が抜けたような気がします。
A. ご報告ありがとうございます！　素晴らしい状態ですね！　睡眠時間の囚われがなくなったときに、真のショートスリーパーになったと言えます。たまに長く眠ったとしても、睡眠をコントロールしている感覚になっているのであれば、何も問題ありません。

59日目　11/29（日）

本眠　02:00～04:30（02:30）
P N　12:40～12:55（00:15）
P N　22:20～22:35（00:15）

あとがき

短眠によって生まれた愛と感謝、そしてこれからのこと――

睡眠は、私たちにとって毎日起こる現象です。

睡眠時間が短いというだけで、私が睡眠嫌いだと思っている方もいらっしゃるようですが、大きな間違いです。私ほど睡眠を愛している人はこの世にいないのではないかと思うくらい睡眠が好きなのです。睡眠時間が長いことが、睡眠が好きな理由にはなりません。

私は睡眠が人間にとって、とても大切なものだということも、誰よりも本質的に知っているつもりです。

当然、「睡眠は無駄だ」「長時間眠ることは怠惰だ」などと言って快適な睡眠をされている方に余計な心配をさせるつもりはありません。もし、文中にそういったことを感じさせる表現があったのなら、お詫《わ》び申し上げます。

睡眠への恐怖が愛へと変わるとき、あなたは幸福を手に入れる

ところで、あなたは本当に睡眠が好きでしょうか？

ほとんどの人が、睡眠をコントロールすることができず、睡眠に支配されています。この状態で「睡眠が好きだ」というのは、やや不自然に私は感じてしまいます。「毎日支配されるんだから、嫌いになるより好きになるほうがいい」と考えている方もいらっしゃるかもしれません。しかし、それは睡眠へ対する本当の「愛」でしょうか？

私は、睡眠の支配から抜け出し、逆に睡眠を支配するようになったとき、睡眠への気持ちが大きく変わったことを今でもよく覚えています。短眠を習得するまでの私は、睡眠に対して恐れに似た感覚があったことに気づきました。

「明日の大事な会議で睡魔が出ないように、今日は早く寝よう」

「大事な試験のときに、眠気が出てきて、本来の力が出せなかったらどうしよう」

「自分は◯時間寝ないと力が発揮できない」

「でも、明日の○○が不安で眠れない」

「明日の○○が楽しみで眠れない」

このように、睡眠をつねに気にしながら生きていました。

しかし、もうその不安がすべてなくなったのです。夜遅くに友人に呼び出されても、翌日のことで悩むことはありません。記憶に留めておきたいことや、練習や訓練があったら、睡眠を「使って」強化することもできます。

睡眠をコントロールできるようになり、自分はどのような睡眠時間でも力を発揮できることがわかりました。ありとあらゆることに自信が持てるようになりました。

このような状態になったからこそ、睡眠に対する愛おしさが生まれてきたのです。たまに自分の望まないタイミングでやってくる睡魔もあったりしますが、この睡魔に対して、文句などありません。

「仕事に集中しすぎて、すっかり睡眠のことを忘れていたよ。ごめんね、区切りがついたら仮眠をとるからね」と、遊んでくれないことに拗《す》ねている子どもに接するかのように思うことができるのです。

信じられないと思われるかもしれませんが、これこそが、ショートスリーパーのあるべき姿だと考えています。

「嘘だ、人間がそんなふうに、睡眠をコントロールできるはずがない！」

何十人、何百人という方に、こういうことを言われてきました。しかし、私は思うのです。無理だと言うのはいつだって、チャレンジをしていない人なのです。

信じる、信じないということではなく、事実として私は、20年以上睡眠時間が長い生活をしてきたにもかかわらず、数カ月で睡眠をコントロールできるようになり、短眠を習得しました。そして、私の教室に来た受講生の99％の方が、自分自身の理想の睡眠時間で過ごしています。面白いことに、受講生のみんなが、長い時間寝ていたときよりも、睡眠というものを大好きになっています。

短眠とは睡眠を粗末にするものではありません。むしろ、睡眠というものに誰よりも感謝し、真摯《しんし》に向き合った結果、短眠になるものなのです。

私は、本当に幸せな人生を短眠のおかげで歩むことができています。ほかの誰に否定されようとも、私の幸福までは否定できないでしょう。あまりに幸福な人生を過ごしているため、同じ気持ちを皆さんにも持ってもらえたらこれほど素敵なことはない、と妄想しながら本書を執筆させていただきました。

私の理論を踏み台に

本書では、私の睡眠理論を本当に自由に書かせていただきましたが、私の意見のすべてが正しいなどといって、ほかの理論を頭から否定するつもりはありません。

かつて、私はとある睡眠学会の主催するディスカッションに参加しようとしたところ、「ディスカッションに参加してもいいが、あなたの発言は許可しない」と言われたことがあります。

私に学歴がないということや、私の主張がほかのパネリストとは真逆なことが原因だったのかもしれませんが、本来「学術」というのは、現象の真理や基本原理の発見を目指して、人間が自由な発想、好奇心、探究心を持って行う知的創造活動のはずです。

したがって、私の理論をどのような形でも踏み台にしていただけるのであれば、こんなにうれしいことはありません。多くの方が新しい視点から睡眠を探求することができるようになり、その結果、睡眠というものの謎の解明に一縷《いちる》でも関与ができたのなら、私の睡眠研究はその目的を果たしたことになります。

ぜひ、異論・反論をはじめとしたご意見がありましたなら、社団法人日本ショートスリーパー育成協会までご連絡ください。

ショートスリーパーだからできる世界への感謝

短眠生活をしていると、今まで当たり前に感じていた物の見方が変わることが多々あります。

たとえば、短眠生活を行っていると、通常の方に比べて、はるかに長い夜の時間を過ごします。日が沈んでから朝日が昇るまで、ほとんどの時間を自発的に起きているわけですから当然です。

文章で表すと一言で終わりですが、自然の光がない時間を毎日長時間過ごしていると、正直心細くなってくるときもあります。

同じショートスリーパーになった受講生たちも、まわりが就寝している時間ですので、騒音に注意して、静かに勉強をしたり、仕事をしたり、インターネットや溜まった録画データなどを観る方も多いようです。毎日、夜の時間をともに過ごしてくれる仲間がいるのでしたら、気持ちも違うものになるでしょうが、基本的には、夜中という時間を一人で過ごすことが多いものです。

寂しいのなら眠ればいいじゃないかと思われるかもしれませんが、ここで言いたいのはそういうことではありません。

夜中に一人で仕事や勉強をがんばったあと、ほんのりと外が明るくなっていることがあります。窓の外を眺めると、スズメや早朝に活動されている人たちが動いているのが見えます。小鳥のさえずりや、人々の生活がはじまる音が聞こえてきます。

ただそれだけのことですが、自分以外の誰かが動いているのを認識すること、それだけで心が安らかになるのです。自分は決して孤独ではないと感謝の気持ちと自信が溢れてくるのです。大げさに聞こえるかもしれませんが、短眠を習得してみてください。また、短眠の方に聞いてみてください。おそらくみんな、同じようなことを言うはずです。「人を大事にする」「自然を愛する」と口先で言うのは簡単ですが、昇ってくる太陽に腹の底から感謝の気持ちが溢れてくる方がどれだけいるでしょうか。私は、短眠生活をはじめてから、毎朝昇る太陽を眺めるたびに、胸が熱くなります。そして腹の底から自然に世界への感謝の言葉が出てくるようになりました。

この言葉の意味を、ぜひ体感によって、皆さんに知っていただける日が来るのを心待ちにしています。

＊

末尾になりましたが、私の拙いながらも一生懸命書きあげた文章を、最後まで読んでいただき、本当にありがとうございます。あなたの人生が、睡眠という分野を通じて、少しでも豊かになる手助けができたのなら、これ以上の喜びはありません。

世界のさまざまな導きにより、この本を介して、たくさんの人に私の思いを伝えられたことに、関係していただいた方、そのような流れをつくってくれたさまざまな出会いや出来事に、感謝の言葉を何度重ねても足りないくらいです。

本書出版のために出版社にアピールしてくださった中村司さん、柳沢敏郎さんに感謝を申し上げます。ありがとうございました。

これからも、世界のために睡眠の研究に従事し、一人でも多くの方に本質的な睡眠の喜びが伝えられるよう、より一層努力をしていくことを約束させていただきます。

堀　大輔

２０１６年４月

[著者プロフィール]
堀　大輔（ほり・だいすけ）
1983年11月2日生まれ。兵庫県尼崎市出身。GAHAKU株式会社代表取締役。社団法人日本ショートスリーパー育成協会理事長。
18歳で高校を卒業してから、約1年ほど音楽活動をし、その後油絵画家として喫茶店に飾る風景画や壁画などを描く。画家としてのセンスを買われ、ギター製作会社の立ち上げメンバーとなり、3年間ルシアー（ギター製作職人）として活動。ギター工房を辞めたあと、3年弱ほど化学機械製作会社にて設計の仕事を行い、NHK「ためしてガッテン」に速読の達人として出演したことをきっかけに独立。以上のように節操なくさまざまな活動に手を出したことに加え、もともと1日8時間睡眠だったこともあり、時間がまったく足りない状況に。そこで、18歳からはじめた睡眠の研究を基に25歳のときに短眠に挑戦し、2カ月で1日45分以下睡眠のショートスリーパーに。本書ではその過程で独自に研究した睡眠の新理論と、短眠カリキュラム「Nature sleep」を余すところなく公開している。このカリキュラムによってショートスリーパーになった受講生は600人以上、成功率は99%を超える。現在では、短眠カリキュラムを伝える講師の代表のほか、トリリンガル幼稚園のカリキュラム顧問など、教育の現場でも幅広く活動している。

できる人は超短眠！

2016年5月20日　初版発行
2019年2月27日　6刷発行

著　者　堀　大輔
発行者　太田　宏
発行所　フォレスト出版株式会社
〒162-0824　東京都新宿区揚場町2-18　白宝ビル5F
電話　03-5229-5750（営業）
03-5229-5757（編集）
URL　http://www.forestpub.co.jp
印刷・製本　萩原印刷株式会社

ISBN978-4-89451-711-0　Printed in Japan

できる人は超短眠！

本書の読者限定！
無料プレゼント！

ショートスリーパーになる決心はまだできないという方でも、仕事の納期や試験の直前などでは「寝る間も惜しい！」と眠い目をこすりながらデスクに向かうことがあるはずです。
そこで、「Nature sleep」のメソッドを基に１週間という期間限定用の短眠カリキュラムをご用意しました。ぜひ、これを活用し、ビジネスや勉強の難局を乗り切ってください。

PDF

【期間限定！】
**１週間だけ
ショートスリーパーになる方法**

※PDF ファイルは HP からダウンロードしていただくものであり、小冊子をお送りするものではありません。
※無料プレゼントのご提供は予告なく終了となる場合がございます。あらかじめご了承ください。

今すぐアクセス

半角入力

http://www.forestpub.co.jp/tanmin

アクセス方法　フォレスト出版　検索

①Yahoo!、Google などの検索エンジンで「フォレスト出版」と検索
②フォレスト出版の HP を開き、URL の後ろに「tanmin」と半角で入力

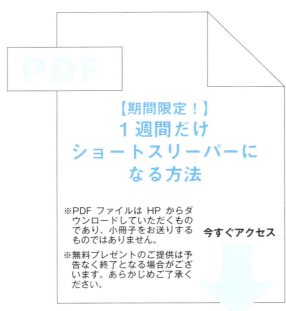